El principio de humanización

Curar y cuidar

José Carlos Bermejo

El principio de humanización

Curar y cuidar

Prólogo
Dr. Tomás Chivato
(decano de la Facultad de Medicina, Universidad San Pablo CEU)

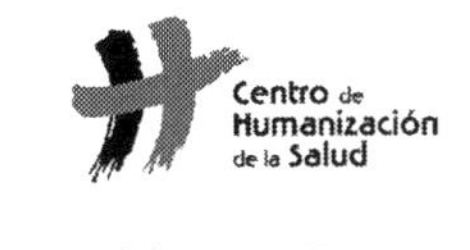

Desclée De Brouwer

© EDITORIAL DESCLÉE DE BROUWER S. A., 2026
Henao, 6 - 48009 Bilbao
www.edesclee.com
info@edesclee.com

Impreso en España – Printed in Spain
ISBN: 978-84-330-3989-7
Depósito Legal: BI-00091-2026

Índice

Prólogo

Quisiera empezar felicitando al lector por su acertada elección de dedicar tiempo de calidad a disfrutar del libro que tiene en sus manos. El doctor José Carlos Bermejo tiene el don de la palabra oral y escrita y aborda en profundidad en este libro aspectos esenciales del curar y del cuidar, de la dignidad humana y de la vulnerabilidad. El autor tiene importantes conocimientos *teóricos y una gran experiencia práctica adquirida por su importante puesto de responsabilidad en el Centro Los Camilos de Tres* Cantos. La relevancia de poner en valor la humanización de la asistencia sanitaria se está convirtiendo en una necesidad.

La actividad asistencial ha experimentado cambios cualitativos y cuantitativos muy significativos en los últimos años. La información al paciente o los consentimientos informados son ejemplos de estos cambios. La informatización de las historias clínicas, la ley de protección de datos o la digitalización de las imágenes son otros ejemplos de cómo la informática se aplica en la práctica médica.

Estamos empezando una nueva era de la medicina de precisión: predictiva, participativa, preventiva, personalizada y poblacional. En la actualidad las nuevas ciencias ómicas (proteómica, transcriptómica, genómica o la metabolómica), la inteligencia artificial, la telemedicina, la bioinformática, los datos masivos (*Big data*), el *machine learning* o la robótica están revolucionnado la asistencia y la investigación en Medicina. Una era en que las nuevas ciencias han llegado para mejorar los diagnósticos y tratamientos. Una era en la que se intenta ofrecer a cada paciente el mejor tratamiento en el momento oportuno.

Siendo esencial el diagnóstico y tratamiento de las enfermedades, es crucial potenciar todas las actividades de educación y prevención. Por ejemplo, es muy buena noticia disponer de excelentes unidades de cardiología intervencionista que permitan corregir las lesiones derivadas de la cardiopatía isquémica mediante la colocación de *stents,* pero es mucho más saludable retomar la dieta mediterránea, abandonar el hábito tabáquico, evitar o disminuir el sedentarismo y realizar ejercicio moderado acorde con la edad o disminuir el estrés crónico mantenido.

Se atribuye a Virgilio (70 a.C.-19 a.C.) el poema clásico *Moretum*. Virgilio heredó el espíritu griego al tiempo que representó los valores genuinos de Roma, llegando a ser considerado uno de los padres de Occidente.

> "Su mano se mueve en círculos,
> hasta que gradualmente, uno a uno,
> pierden sus poderes propios,
> y de muchos surge un solo color,
> no completamente verde,
> porque los fragmentos lechosos lo prohíben,
> ni se muestran blancos como la leche,
> porque ese color se altera con tantas hierbas".

El poema se refiere a un típico plato mediterráneo de queso seco que se trituraba y mezclaba, en un mortero, con ajo, sal, cilantro, aceite y vinagre, con paciencia y sabiduría. De este poema surge la frase en latín *E pluribus unum*, que significa "de muchos uno" y se utiliza en equipos de fútbol o en escudos de armas de algunos países. Este lema es perfectamente aplicable a todas las personas relacionadas con la humanización de la asistencia sanitaria: pacientes, familiares, profesionales sanitarios, cuidadores, etc.

Es relevante recordar la importancia del profesionalismo que podríamos definir como el conjunto de principios éticos y deontológicos, valores y conductas que sustentan el compromiso de los profesionales de la sanidad con el servicio a los ciudadanos, que evolucionan con los cambios sociales, y que avalan la confianza que la población tiene en los profesionales de la Sanidad. No olvidemos que el ejercicio de las profesiones sanitarias está íntimamente relacionado con el derecho a la protección de la salud, con el derecho a la vida y a la integridad física, con el derecho a la intimidad personal y familiar, con el reconocimiento de la dignidad humana y con el derecho al libre desarrollo de la personalidad.

Desde los tiempos de Hipócrates de Cos (450 a.C.) tenemos los profesionales un Juramento que durante casi dos mil quinientos años nos ha servido de guía ética:

> "Juro por Apolo médico, por Asclepio, Higía y Panacea, por todos los dioses y todas las diosas, tomándolos como testigos, cumplir fielmente, según mi leal saber y entender, este juramento y compromiso:
>
> Venerar como a mi padre a quien me enseñó este arte, compartir con él mis bienes y asistirle en sus

necesidades; considerar a sus hijos como hermanos míos, enseñarles este arte gratuitamente si quieren aprenderlo; comunicar los preceptos vulgares y las enseñanzas secretas y todo lo demás de la doctrina a mis hijos y a los hijos de mis maestros, y a todos los alumnos comprometidos y que han prestado juramento, según costumbre, pero a nadie más.

En cuanto pueda y sepa, usaré las reglas dietéticas en provecho de los enfermos y apartaré de ellos todo daño e injusticia.

Jamás daré a nadie medicamento mortal, por mucho que me soliciten, ni tomaré iniciativa alguna de este tipo; tampoco administraré abortivo a mujer alguna. Por el contrario, viviré y practicaré mi arte de forma santa y pura.

No tallaré cálculos, sino que dejaré esto a los cirujanos especialistas.

En cualquier casa que entre, lo haré para bien de los enfermos, apartándome de toda injusticia voluntaria y de toda corrupción, principalmente de toda relación vergonzosa con mujeres y muchachos, ya sean libres o esclavos.

Todo lo que vea y oiga en el ejercicio de mi profesión, y todo lo que supiere acerca de la vida de alguien, si es cosa que no debe ser divulgada, lo callaré y lo guardaré con secreto inviolable.

Si el juramento cumpliere íntegro, viva yo feliz y recoja los frutos de mi arte y sea honrado por todos los hombres y por la más remota posterioridad. Pero si soy transgresor y perjuro, avéngame lo contrario".

Es importante la defensa de la vida que se hace en este juramento desde su inicio hasta el final. Insistiré brevemente en los cuatros principios éticos esenciales de este juramento:

- Principio de beneficencia: Procurar el bien del otro y no el nuestro, favorecer y no perjudicar.
- Principio de no maleficencia: Obliga a no dañar a los demás, clásicamente conocido como *primum non nocere*.
- Principios de justicia y de equidad: Tratar a todos los pacientes por igual.

Hipócrates, además hizo importantes recomendaciones sobre la decencia del profesional: humanidad, misericordia, benevolencia, sabiduría, desprendimiento, modestia, integridad y dignidad.

Hasta la Segunda Guerra Mundial (1939-1945) este Juramento fue suficiente como brújula ética, pero a raíz de lo ocurrido en los campos de concentración fue necesario realizar una "actualización" a través de la Declaración de Ginebra en 1948:

> "En el momento de ser admitido como miembro de la profesión médica:
> Prometo solemnemente consagrar mi vida al servicio de la humanidad;
> otorgar a mis maestros el respeto y la gratitud que merecen;
> ejercer mi profesión a conciencia y dignamente;
> velar ante todo por la salud de mi paciente;
> guardar y respetar los secretos confiados a mí, incluso después del fallecimiento del paciente;
> mantener, por todos los medios a mi alcance, el honor y las nobles tradiciones de la profesión médica;

> considerar como hermanos y hermanas a mis colegas;
> no permitiré que consideraciones de edad, enfermedad o incapacidad, credo, origen étnico, sexo, nacionalidad, afiliación política, raza, orientación sexual, clase social o cualquier otro factor se interpongan entre mis deberes y mi paciente;
> velar con el máximo respeto por la vida humana;
> no emplear mis conocimientos médicos para violar los derechos humanos y las libertades ciudadanas, incluso bajo amenaza.
> Hago estas promesas solemne y libremente, bajo mi palabra de honor".

Desde finales del siglo XX es relevante destacar un último principio ético, el principio de autonomía: el paciente es el actor-actriz principal, puede tomar sus decisiones, puede elegir lo mejor para sí mismo y tiene derecho a estar informado.

Además de cumplir y guiarse por estos principios éticos es necesario por parte de los profesionales sanitarios reunir y cultivar virtudes y valores como: respeto, amabilidad, alegría, paciencia, comprensión, responsabilidad, escucha, prudencia, confianza, empatía, veracidad, confidencialidad, tolerancia, humildad, fidelidad al paciente y su familia o la competencia profesional. Se trata de ser buenos profesionales y también profesionales buenos.

Si además nos acordamos de dónde venimos seremos mejores profesionales. La filosofía griega, el derecho romano y el humanismo cristiano son las raíces de nuestra Europa civilizada. Las virtudes cristianas están en el sustrato del cuidar, un amor que nutre, generoso, consciente de sus deberes, un amor espiritual y profundo, desinteresado, gratuito, es *la caritas*, basado en las palabras de Jesús. Es el amor cristiano.

Para ser un buen profesional hay que ser una buena persona. El conocimiento técnico y la capacidad intelectual por sí solos no son suficientes. Para transformar realmente el mundo son imprescindibles la empatía, el compromiso y unos principios éticos muy sólidos.

En la actualidad precisamos de establecer una alianza terapéutica con los pacientes. La relación con los pacientes ha de ser humanitaria y humanizadora. Proporcionar compañía, compasión, consuelo, ayuda y cuidados. Aportar a todo acto asistencial el valor de la humanización.

Ojalá pudiésemos curar siempre, pero desde luego podremos aliviar, consolar y acompañar. Siempre podremos ser unos buenos cuidadores. Y el cuidado debe realizarse a todos los niveles: físico, mental, social, anímico y espiritual. No olvidemos que somos personas cuidando personas y también los cuidadores deben cuidarse y dejarse cuidar.

Como profesionales de la salud es muy importante: tratar enfermos y no solo enfermedades, tener actitud crítica, ser buenos comunicadores y empáticos, ser responsables individualmente y socialmente, tomar buenas decisiones para el paciente y para el sistema, ser competentes, eficaces, efectivos, eficientes y seguros, ser honrados y confiables, comprometerse con el paciente y con la organización.

Siendo muy importante el ordenador y las nuevas tecnologías disponibles, no hay que olvidar saludar con respeto a los pacientes, escucharles con atención y mirarles a los ojos. Los pacientes deben ser lo más importante en cualquier profesión sanitaria. Hay que intentar no solo ser buenos profesionales, además hay que tratar de ser profesionales buenos. Los profesionales de la salud han de ser cuidadores de personas y no únicamente responsables de datos o imágenes. Hay un poder terapéutico en la mirada, en la escucha, en el saludo cordial: el factor humano.

Dada la presión a la que están sometidos los cuidadores, comparto un interesante decálogo para la salud del doctor José de Letamendi (1828–1897): Vida honesta y ordenada, usar de pocos remedios, poner todos los medios en no apurarse por nada, la comida moderada, ejercicio y diversión, beber con moderación, salir al campo algún rato, poco encierro, mucho trato y continua ocupación.

El CEU fue creado hace más de 90 años en Madrid por la ACdP a iniciativa de su primer Presidente, el Cardenal D. Ángel Herrera Oria, que resumió su trayectoria vital, tanto personal como eclesial en una frase perfectamente aplicable a las profesiones sanitarias: "El amor no descansa".

El Papa Francisco nos recordó en la XXX Jornada del Enfermo: "Queridos agentes sanitarios, su servicio al lado de los enfermos, realizado con amor y competencia, trasciende los límites de la profesión para convertirse en una misión. Sus manos, que tocan la carne sufriente de Cristo, pueden ser signo de las manos misericordiosas del Padre. Sean conscientes de la gran dignidad de su profesión, como también de la responsabilidad que esta conlleva".

En estas páginas, el autor hace alusión en el texto a los valores clásicos *Verum, bonum, pulchrum,* perfectamente aplicables al mundo del cuidado. Son las características del conocimiento, presentadas en estas páginas, dado que es científicamente verdadero, éticamente bueno y estéticamente bello.

Podemos vivir varios días sin comer, horas sin beber, e incluso minutos sin respirar, como hacen algunos buceadores buscadores de perlas en el Índico, pero no podemos vivir sin esperanza. Este libro es una llamada a la acción para no perder la esperanza.

Decía Sir William Osler que un buen profesional debía mantener durante toda su vida tres "H": la h de humanidad, la h de humor y la h de humildad. En estos tiempos, tal y como demuestra el autor, humanizar la relación profesional-paciente (cuidar-curar) es más necesario que nunca.

El Dr. Bermejo nos hace una preciosa propuesta final: el acróstico *Veridicità,* una propuesta de decálogo de valores del humanismo: V de Verdad, E de Ética, R de Respeto, I de Integral, D de Dignidad, I de Interdisciplinariedad, C de Compasión, I de Justicia, T de Ternura y A de Amor.

Muchas gracias, José Carlos, por transmitirnos toda tu sabiduría, experiencia y compromiso en este libro que, sin duda, nos traerá paz, esperanza, en todo lo relacionado con humanizar, curar, cuidar y acompañar.

Dr. Tomás Chivato Pérez
Decano de la Facultad de Medicina
Universidad CEU San Pablo

Introducción

Cuidar es tan urgente como curar. Algunos proponen un paradigma de "cuidadanía", buscando un mayor reconocimiento de la compasión y la hospitalidad hecha atención a la sostenibilidad de la vida y a la transformación de los espacios y encuentros, con la debida consideración a la vulnerabilidad hecha fragilidad.

El principio de humanización consiste en reconocer y promover la dignidad inalienable de toda persona, especialmente en situaciones de vulnerabilidad, enfermedad, proximidad de la muerte y duelo. Este principio se traduce en actitudes, prácticas y estructuras que favorecen el respeto, la empatía, la escucha y la relación auténtica con el otro, la compasión, al fin y al cabo.

En el ámbito sanitario, la humanización ha sido una respuesta a la creciente tecnificación y despersonalización del cuidado. El Ministerio de Sanidad de España, por ejemplo, define la humanización como: "Una forma de actuar y organizar los servicios sanitarios que tenga en cuenta las necesidades, valores y preferencias de las personas".[1]

1. Ministerio de Sanidad, *Estrategia de Humanización del Sistema Sanitario Público*, 2016.

Desde una perspectiva ética, el principio de humanización se sustenta en el reconocimiento de la alteridad y la responsabilidad hacia el otro, como lo expresó Emmanuel Lévinas: "El rostro del otro me interpela, me obliga, me llama a una responsabilidad que no elegí".[2] Su rostro me llama al cuidado.

Es un hecho la ruptura del paradigma de la feminización del cuidado, que, si bien ha tenido una parte de verdad histórica, que, en muchos casos, ha dañado a las mujeres.

El cuidado, espacio privilegiado de humanización, no es posible fuera de una alianza que une competencia y humanidad, participación y coparticipación, pasión y compasión. Al mismo tiempo, el cuidado/curación se despliega a través de la recomposición de la unidad perdida (alienación, pérdida de unificación interior), de la reestructuración del tejido relacional.

Alrededor de la salud y la enfermedad, como objeto de promoción y cuidado, gira toda una "alianza terapéutica", confluencia de recursos humanos y materiales ingentes, y de una cultura inspirada en la genuina compasión, pero al mismo tiempo su mundo es un escenario donde el ser humano y su dignidad están siempre en peligro.

Somos hijos de una historia. En el ámbito doméstico tradicional, la mujer ha sido la depositaria de funciones asistenciales que se han convertido luego en profesiones específicas, entre las cuales las referidas a la salud y la enfermedad, que de ser inseparables del papel de esposa y madre, han pasado a depender del saber de un especialista, el médico; que solo ha dejado parcelas auxiliares a la mujer, sea en el hogar o en las instituciones sanitarias.

---

2. LÉVINAS, E., *Totalidad e infinito*, Sígueme, Salamanca 2012.

La sabiduría cristiana ha evocado de manera insuficiente la necesidad de cuidarse para cuidar, mientras que ha sido generosa en la exhortación al cuidar, al amparo de la parábola del Buen Samaritano (Lc 10, 25-37). El autor de la carta a Tito escribe "Ten cuidado de ti mismo" y Lucas, en el libro de los Hechos: "Tened cuidado de vosotros" (Hch 20, 28). Gandhi nos recuerda: "Cuida tus pensamientos, porque se convertirán en tus palabras; cuida tus palabras, porque se convertirán en tus actos; cuida tus actos, porque se convertirán en tus hábitos; cuida tus hábitos, porque se convertirán en tu destino".

Así es, hay quien dice que el cuidado se está convirtiendo en una categoría clave para comprender, explicar e interpretar el cambio de época al que estamos asistiendo. Es un reclamo de la relevancia del *cogitatus*, es decir, de la solicitud o atención para hacer algo bien, que empieza por pensar, antes de prestar atención o asistir con solicitud.

Tradicionalmente, el cuidado estaba asociado al conjunto de actividades que completaban el trabajo que realizaban médicos y cirujanos. Mientras que la medicina y la cirugía eran profesiones orientadas por el curar, la enfermería se orientaba por el cuidar. Cuidar estaba subordinado al curar, se concedía más valor al curar que al cuidar. Esta relación entre curar y cuidar está cambiando, también porque se habla de medicina preventiva, paliativa.

Hoy podemos plantear la hipótesis del cuidado como virtud, con dimensiones no solo personales sino políticas y globales. El cuidado es una tesitura de extraordinaria densidad antropológica y moral... Los pensadores griegos utilizaron una expresión intraducible también, para designar esta actitud: *epimeleia*. La *epimeleia* es una originaria actitud de consideración y de acción, de conocimiento y amor. La *epimeleia* no irrumpe agresivamente en la realidad, sino que la deja ser, la cultiva hasta que crezca.

La historia del vínculo entre las palabras cuidar y curar, se ha de revisar. Es preciso sacar el término *cura* de la manida dicotomía entre curar y cuidar. La *epiméleia* posee muchas más dimensiones, quedando patente que está íntimamente conectada en la historia con el tratamiento activo de la enfermedad acorde a los medios propios de cada momento de la historia. Ambos términos –curar y cuidar– están mutuamente implicados e interrelacionados, dado que tratar y aplicar cuidados iban, en ocasiones, encaminados a la curación y, en otros, al deber de atención del enfermo. No obstante, la acepción meramente terapéutica es ya, de suyo, un gran reduccionismo. "Desde la entidad de la *epiméleia* cabe decir que la ocupación por el otro implica evitar que sufra una enfermedad o cualquier situación generadora de dolor, de ahí, la dimensión preventiva que posee el cuidar, que anticipa males mayores mediado por la atención a la realidad".[3]

Los hallazgos empíricos (neurociencias, etc.) convergen en un mismo punto convincente: "somos, por naturaleza, *homo empathicus* en vez de *homo lupus*".[4] La cooperación está programada en nuestros sistemas nerviosos: nuestros cerebros dan más luz cuando optamos por estrategias más cooperativas que competitivas... En vez de plantearnos cómo adquirimos la capacidad de curar, nos preguntamos ¿cómo perdemos nuestra humanidad?

---

3. López, M., *El cuidado: un imperativo para la bioética,* Comillas, Madrid 2011, 363.
4. Gilligan, C., *La ética del cuidado,* Fundación Grifols, Barcelona 2013, 64-65.

La expresión "sociedad de los cuidados" –acuñada por el sociólogo Alan Walker en 1985– no se refiere a aquel sector de personas que se dedican a prestar cuidados personales a quien los necesita, ni se restringe a la parte de la vida en la que se muestra mayor vulnerabilidad como la infancia o la ancianidad. "Es una alternativa global al régimen de bienestar, basada en la perspectiva del cuidado de las personas, sus vínculos, la innovación y el progreso, la economía y la política, el medio ambiente o el modelo de Estado. La sociedad de los cuidados es un régimen de comunidad política".[5]

Consideramos la historia como la suma de cuidados y descuidos sobre el ser humano y estos hechos no poseen carácter moral neutro. La aspiración a la vida buena es irrenunciable. El cuidado pide unos mínimos morales no circunscritos al área de los íntimos. Esto deja en el pasado la idea de que el cuidado sea responsabilidad de la mujer, y amplía hacia los varones el marco antropológico del que hasta hoy parecían exentos, salvo que hiciéramos referencia al marco sacerdotal o al médico, aunque ambos escenarios han de modificar sus premisas si no desean seguir traicionando la propia esencia del cuidado.

Espero que estas páginas promuevan la pasión por el cuidado, con el objetivo de humanizar los contextos socio-sanitarios. Confío en que, a no pocos, esta reflexión les invite a hacer un ejercicio de humildad ante la propia naturaleza y la de los demás, seres vulnerables y necesitados de tantos cuidados. Y, por otro lado, los profesionales de la salud, sanadores heridos y humildes cuidadores, solo algunas veces conjugan el verbo curar en el gran marco del cuidado.

---

5. VIDAL, F., *La última modernidad. Guía para no perderse en el siglo XXI*, Sal Terrae, Santander 2018, 322.

Como principio, el de humanización, ha de ser la norma general o el criterio ético fundamental que guíe la toma de decisiones en todos los contextos vinculados con la salud y el sufrimiento humanos. Los valores son ideales tensionales más abstractos. El principio de humanización se ha de concretar en todo tipo de conductas en el campo biomédico. Como tal principio, se ha de inspirar en los valores, promover siempre el respeto de la dignidad y traducirse en compasión afectiva y efectiva.

1

Curar y cuidar

El principio de humanización es la orientación ética y práctica que pone en el centro de la humanidad la necesidad imperiosa de cuidarnos unos a otros y de respetar la dignidad de todos al cuidarnos. Implica tratarnos como personas, en sentido integral con nuestra biografía, con nuestras necesidades, sentimientos, valores, relaciones, creencias.

Cuando llega la enfermedad, buscamos amparo en los profesionales de la salud con la esperanza de que nos devuelvan el bien perdido. La ética del cuidado cobra especial importancia cuando, en palabras de Emmanuel Lévinas, se produce la llamada del otro. Cuando cualquier ser humano sufre, padece un mal y precisa ayuda, su vulnerabilidad nos llama, aunque no siempre de una forma explícita.

A veces es posible curar, pero en la mayoría de los casos la medicina actual solo puede paliar, controlar o mantener a raya la enfermedad. Y es ahí cuando se manifiesta que lo esencial en el ámbito sanitario es cuidar. Esta es la traducción operativa de la ansiada humanización. Como afirma Xavier Thévenot, moralista y educador francés: "Humanizar es permitir a cada uno crecer en humanidad en el corazón de la prueba".[1]

---

1. THÉVENOT, X., *Pautas éticas para un mundo nuevo*, Verbo Divino, Estella 1998.

Para curar, dice Francesc Torralba, es necesario cuidar, porque el cuidado tiene también efectos curativos. Por tanto, cuando un sanitario quiere ejercer su profesión con ética debe atender la llamada del vulnerable y descubrir su rostro. Como explica Torralba en su *Ética del cuidar*:[2] “la idea última que argumenta Lévinas cuando alude al sentido y la significación del rostro es la de un compromiso ético anterior a toda etnia, cultura, identidad, ideología, etc.”.

Hay otra verdad incómoda, además del cambio climático global, y es la crisis actual del modelo tradicional de hacer medicina que, por muy diversas razones, clínicas, tecnológicas, sociales y económicas, no resulta viable por mucho más tiempo.[3] Reclama humanización, y el camino de vincular curar con cuidar es prometedor.

“La curación (sanación), entendida como restablecimiento y recuperación, evoca el momento conclusivo del proceso, el resultado liberador del mismo”.[4] En el griego literario, *Therapeuo* quiere decir servir, estar al servicio, preocuparse, hacerse cargo (por ejemplo, como médico) y, desde ahí, por extensión, curar a un paciente. Cuidar es acompañar, es proteger.

Cuidar (en el sentido de “hacerse cargo”) y sanar se convierten, en última instancia, en un modo de compartir, de dar la vida a través de la propia humanidad, e incluso de dar la propia vida en el fuego lento del servicio. Es la lógica de la salud relacional.

---

2. Torralba, F., *Ética del cuidar,* Fundación MAPFRE medicina, Madrid 2002.
3. Bengoa, R.; Nuño Solinís, R., *Cuidar y curar, Innovación en la gestión de enfermedades crónicas: una guía práctica para avanzar,* Elsevier, Barcelona 2008, XI.
4. Casera, D., Curar – Sanar, en: Bermejo, J. C.; Álvarez, F., *Diccionario de Pastoral de la Salud y Bioética,* San Pablo, Madrid 2009, 419.

"Lo más humano del ser humano es el cuidado, y no en balde podemos afirmar que el cuidado humaniza el mundo, lo sostiene y nos sostiene".[5]

Fue con la medicalización como se produjo un proceso de institucionalización del curar más diferenciado del cuidar. La disociación institucional entre el curar y el cuidar es un hecho indicador de la secularización de la sociedad europea. La eficiencia técnica se situaba en las antípodas de lo que tradicionalmente había sido la atención al enfermo.[6]

Con frecuencia, al paciente se le concibe en función de su patología y se obvia que detrás de una dolencia se halla una persona que sufre, siente miedo, angustia, desesperanza, abatimiento, etc., y, con esta, también es susceptible de padecer su círculo afectivo. Se obvia, por tanto, que la salud y la pérdida de esta, en tanto que connatural a la persona, es fundamental entenderla y percibirla desde su carácter humanizante y humanizador.[7]

El binomio de interés no solo es el de curar-cuidar, sino también el de curar-sanar. En efecto, como dice Campos[8]: Curar es erradicar o corregir. Sanar implica dar significado a la vida y ayudar a arreglárselas con el sufrimiento de la enfermedad. Mientras la curación es restauradora de un estado, la sanación es transformadora, cambia actitudes. Sanar es dar sentido de integridad y de un lugar en el mundo, proveer el máximo disfrute aún de los gozos más pequeños, y el consuelo cuando la

5. BUSQUETS, E., *Ética del cuidado en Ciencias de la Salud*, Herder, Barcelona 2019, 23.
6. COMELLES, J. Mª, Cuidar y curar. Bases para una historia antropológica de la enfermería hospitalaria, *Rol de Enfermería, 172*, Jaén 1992, 40.
7. MONGE, J. T., *La estética del cuidado*, Eunsa, Pamplona 2023, 119-120.
8. CAMPOS, A., El fin de la medicina. Parte 3. La perspectiva del paciente, la enfermedad inoportuna y la dualidad curar-sanar, *Cirujano general, 41(4)*, 322-332. México 2019.

muerte se acerca. Curar y sanar son entonces una dualidad, dos aspectos del cuidado médico. Sus epistemologías también son diferentes. La base del curar es científica, requiere datos y evidencia; la base del sanar es la relación entre personas, depende de los dones del médico y de sus cualidades para empatizar con el paciente. Sanar es más arte e intuición que ciencia. No tiene procedimiento estructurado ni estandarizado, no tiene fórmulas; más que enseñarse, se aprende. Así pues, la vida no se salva, la vida se vive; será más importante aliviar el sufrimiento que curar a toda costa.

Hemos heredado una dicotomía de conceptos entre curar y cuidar. Si la medicina se ha pensado como el arte de curar, en cambio la enfermería se ha visto como el arte de cuidar. Esto es, si la primera se ocupa principalmente de llevar a cabo acciones al servicio de la resolución de enfermedades y dolencias, la segunda se ocupa más bien de atender a las necesidades y la calidad de vida en general de la persona. Por supuesto, la división no es tajante ni excluyente –curar involucra en cierto grado cuidar y viceversa. No son conceptos excluyentes sino meramente distintos, que sirven para identificar –no para oponer– los centros gravitatorios específicos de cada una de esas profesiones. El curar señala una dimensión más bien instrumental, de despliegue de técnicas y recursos al servicio de restablecer la salud, mientras que el cuidar tiene que ver con una dimensión más vinculada con la atención a la calidad y condiciones de vida en general de la persona que está en un sistema de salud, más allá del tratamiento de la dolencia específica que se presentare.

El cuidado involucra una dimensión ética particular, diferente de la ética más instrumental que asociaríamos más a las acciones del curar. En palabras de Irene Comins Mingol en su excelente *Filosofía del cuidar*[9]: "la ética del cuidado nos recuerda la obligación moral de no abandonar, de no girar la cabeza ante las necesidades de los demás". Mientras que la ética de curar pertenece a una dimensión más bien objetiva, instrumental, la del cuidado es radicalmente intersubjetiva, toma como punto de partida las necesidades de los otros, su interpelación, aunque esta sea silenciosa. Para cuidarnos unos a otros debemos conocernos y así saber qué necesitamos. Cuidar, por su parte, sigue una lógica no instrumental, del cuidado como forma fundamental de relación con otro ser humano que sufre.

Curar y cuidar pueden ubicarse a lo largo de la misma línea conceptual que distingue razón y emoción, objetivo y subjetivo, universal y particular, etc., dicotomías gastadas y completamente inútiles si se utilizan para separar y excluir, pero que pueden provechosamente utilizarse para identificar ámbitos vitales que involucran competencias y fines distintos aunque complementarios, y tender puentes entre ellos.

Curar sin cuidar nos lleva a ocuparnos solo de los aspectos directamente relacionados con el trastorno o problema en cuestión, dejando de lado a la persona y su contexto vital general. Esto nos puede llevar a la situación que describe el viejo chiste: "la operación fue un éxito, pero el paciente murió".

La cultura del cuidado

¡Qué bien que estamos hablando de la sociedad de los cuidados! Parece que estamos reconociendo el cuidado como paradigma de humanización. Buscamos la creación y transformación de las ciudades de manera que sean sostenibles, que estén bien

9. COMINS MINGOL, C., *Filosofía del cuidar: una propuesta coeducativa para la paz,* Icaria, Barcelona 2009, 52.

organizadas para los peatones, que estén bien gestionadas para el uso debido de la energía, que estén bien diseñadas para los encuentros, para las personas con capacidades diferentes, para quienes tienen dificultad de deambulación...

Parece que nos estamos empeñando en promover una hospitalidad compasiva, propia de quien se fija en la fragilidad del prójimo y en su necesidad de ser y de hacerse también por ser acogido. Nos recibimos a nosotros mismos antes que hacernos con esfuerzo. Somos resultado de nuestra propia hospitalidad íntima, además de la que nos dispensan y dispensamos entre nosotros.

Las ciudades serán dignas de la condición humana, humanizarán, en la medida en la que sean pensadas (*cogitatus* – acción de cuidar) para prestar atención para asistir, para responder a las necesidades de los más frágiles, no solo de los más productivos.

En palabras de Jonas, responsabilidad es el *cuidado*, reconocimiento como deber, por otro ser, cuidado que, dada la amenaza de su vulnerabilidad, se convierte en "preocupación"[10], en un movimiento de *cuidadanía*. El cambio cultural para una sociedad del cuidado, no solo una sociedad con servicios de cuidado[11], es un gran desafío humanizador.

El papa Francisco evoca en varias ocasiones, la relevancia de la ternura en la Iglesia, como lo es también en la sociedad. En el Centro San Camilo hemos dedicado un año a la ternura, fruto del cual, también hemos generado reflexiones al respecto, en clave de cuidado y de autocuidado.[12]

---

10. DOMINGO, T., De la experiencia de la fragilidad a la exigencia de la responsabilidad, en *Crítica* 980(2012) 35-38.

11. ARANGUREN, L., *El paradigma del cuidado como desafío educativo,* Fundación SM, Madrid 2020, 163.

12. BERMEJO, J. C.; RUIZ, R., *Ternura y humanización*, Sal Terrae, Santander 2024.

Algún dictado de nuestra cultura parecería que prohíbe al ser humano hablar de la ternura o abrirse al lenguaje de la sensibilidad, pues la educación ha promovido la dureza emocional y ese rigor científico que parecería opuesto a la ternura, generándose así un posible analfabetismo afectivo, o unas relaciones frías producto de la vergüenza, como si ternura y profesionalidad estuvieran reñidas.

Pues bien, el futuro de los cuidados está también en manos de nuestro potencial de ternura, que se debe encarnar en el trabajo contra la soledad no deseada, sufrida; que se debe encarnar en los profesionales del cuidado, que se debe encarnar en los coordinadores y jefes de programas y servicios.

Los cuidados desarrollados en el ámbito clínico han incrementado la aplicación de tecnología y conocimientos científicos, con el propósito de diagnosticar y tratar la enfermedad en el menor tiempo posible, sin embargo, las personas se quejan de un cuidado deshumanizado, del trato recibido por parte de los profesionales sanitarios, la falta de coordinación entre los profesionales y los servicios, las deficiencias en la información, la falta de confidencialidad y el continuo cambio de los profesionales durante el proceso de la enfermedad.[13]

El cuidar requiere de un tiempo que no puede ser acelerado. Comins Mingol apunta: "El tiempo es necesario para nuestra capacidad comunicativa, detener la velocidad y dedicar todo el tiempo necesario es la base del diálogo. Pero no solo para dialogar, también para escuchar".[14] Escuchar con el interés de comprender al otro y ponerse en su lugar. Fuente del auténtico

13. ESCUDERO, R. B., Humanismo y tecnología en los cuidados de enfermería desde la perspectiva docente, *Enfermería Clínica, 3 (13)*. 2003, 164-170.

14. MINGOL, C., *Filosofía del cuidar: una propuesta coeducativa para la paz*, Icaria, Barcelona 2009, 166.

diálogo, no es amigo de prisas ni estrés. Cuando dialogamos con prisas tratamos al otro como un medio, no escuchamos sus palabras, solo nos interesan las nuestras. El tiempo es la clave fundamental que garantiza una escucha de calidad, sincera, volcada en el otro y no solo en sí mismo. Es de hecho la primera destreza que requiere la capacidad de la escucha.

El papa Francisco, con la declaración del año de la misericordia, en su documento *Misericordiae Vultus*[15] invitaba a que la misericordia sea la viga maestra del cuidado, impregnada de ternura, que no es débil, ni exclusivamente femenina.

Las profesiones sanitarias, que tienen como objeto curar y cuidar, son la expresión más genuina de la ternura de los pueblos, lo más opuesto a la guerra. Cabe esperar que la civilización de la ternura, que no pertenece solo a lo privado, sea expresión de la belleza del corazón que elimina toda forma de mal trato (verbal, físico, abuso sexual, de poder, de conciencia), etc.

Desde el punto de vista creyente, podemos decir que en el cuidado nos va la vida, la vida eterna (Mt 25, 31-46). Estamos llamados a cuidar (y curar como una de sus expresiones) para acompañar a llevar vidas sanas, solidarias, compasivas.

Hemos heredado de la historia ejemplos preciosos, modelos de cuidado que lo han mostrado como algo bello, no solo como un deber. Así, San Camilo proponía "cuidar con el corazón en las manos" y cuidar como lo haría "una tierna madre con su único hijo enfermo". Se trata de un modo de concebir el cuidado como artesanía, como expresión de la razón cordial que alimenta también vocaciones, da a luz carismas que enriquecen el patrimonio moral de la sociedad.

15. FRANCISCO, *Misericordiae Vultus,* 2015.

No es menos relevante la envergadura que tiene la conciencia del cuidar cuando lo pensamos como destinatarios, no como prestadores. Existe un miedo muy difundido a la dependencia, a tener que ser cuidado y dejarse atender, dejarse querer y cuidar. De alguna manera, la sociedad ha construido el ideal de independencia y autorregulación, dejando de lado la conciencia de la interdependencia y los valores que se pueden alumbrar y honrar en las pasividades, como diría Teilhard de Chardin.[16]

Cuidar con ternura es un potencial humanizador en manos de todos[17], pero comporta también un riesgo, el riesgo de la fatiga por compasión, que puede llevar al *burnout*, tan traído y llevado en las últimas décadas y, de alguna manera, compensado por la atención más reciente al concepto de "satisfacción por compasión".[18] La satisfacción por compasión es el placer que uno siente por desempeñar bien su trabajo y ser capaz de contribuir al bien social. Constituye un elemento protector de la fatiga de compasión y, para muchos, si una persona experimenta alto nivel de satisfacción por compasión, es muy improbable que experimente *burnout*.

El elemento más vinculado con la satisfacción por compasión es el hecho de que la mayor parte de las personas que eligen profesiones de ayuda lo hagan como algo vocacional. Un tema abandonado más recientemente, vinculado con las motivaciones intrínsecas, el espíritu altruista y servicial. Igualmente, los estilos de apego seguro (según las teorías de Bowlby) proporcionan recursos para enfrentarse a situaciones estresantes de forma

16. De Chardin, T., *El medio divino*, Trotta, Madrid 2021.
17. Bermejo, J. C.; Ruiz, R., *Ternura y humanización*, Sal Terrae, 2024.
18. Figley, C. R. *Compassion fatigue: coping with secondary traumatic stress disorder in those who treat the traumatized*, Bruner/Mazel, Nueva York 1995.

más constructiva y previenen el *burnout*. En el apego seguro, el modelo mental sobre uno mismo y sobre los demás, es positivo. Se caracteriza por una elevada autoestima, una confianza en uno mismo y en los demás, disminuyendo así problemas relacionales evitables.

Profesiones altamente demandantes desde el punto de vista emocional requieren actitudes no solo negativas y reivindicativas, en lo que a veces ha caído el discurso sobre el *burnout*, sino personas positivas que mantienen vínculos adecuados, de compromiso altruista, saludables emocionalmente para saber distanciarse, gozosas por la solidaridad que dispensan en forma de compasión que hace bien al prójimo y produce satisfacción a uno mismo. Capaces de disfrutar de poder ayudar, preparadas tanto para implicarse y vibrar con el sufrimiento ajeno, como para separarse y vivir en clave positiva.

La satisfacción por compasión y la fatiga por compasión pueden coexistir. La satisfacción por compasión aumenta la capacidad para soportar el estrés traumático, por lo que constituye un factor protector frente a la fatiga por compasión, pero no impide su aparición ni niega la vulnerabilidad del ayudante.

Desde el concepto de *epiméleia* se redimensiona el peso que el término *cura* ha tenido al aplicarse al orden espiritual. "El dualismo que ha asignado a los sacerdotes el cuidado de las almas y relegado, en el mundo latino, la *cura* a las ocupaciones terrenas, ha de ser despedido en aras de una visión más completa y positiva de la preocupación humana. Estar atento a la realidad es una obligación moral, ya que de ello depende el nivel de respuesta a las necesidades percibidas".[19]

19. López, M., *El cuidado: un imperativo para la bioética,* Comillas, Madrid 2011, 369.

Curar en Jesús

Que el Nuevo Testamento prefiera este verbo *Therapeuein*, ("cuidar") más que "*iaomai*" ("curar") no deja de tener mucho sentido. "En muchos pasajes del Evangelio el verbo *therapeuein* designa un cuidado eficaz y puede, por tanto, traducirse por 'curar'. En ciertos textos, sin embargo, esta traducción no es exacta. Por ejemplo, cuando los fariseos, un sábado, acechaban a Jesús para ver si atendía a 'un hombre que tenía una mano seca', su cuestión no debe traducirse 'para ver si Jesús lo *curaba* en sábado', sino: 'si lo *cuidaba* en sábado' (Mc 3,2, *therapeusei)*, es decir, si realizaba una actividad profana, prohibida por la ley aquel día, como cualquiera otra actividad profana. A los fariseos les daba igual que se tratara de una cura eficaz o no, milagrosa o natural, lucrativa o desinteresada. Pensaban únicamente en el deber religioso de observar el sábado"[20].

El léxico utilizado en la Sagrada Escritura sobre curar-cuidar evoca ambos aspectos, puesto que la salud es vista como una experiencia global, tener los sentimientos en orden y poseer un juicio equilibrado. Además, el binomio curar a los enfermos y anunciar la Buena Noticia es inseparable en esta sabiduría. Es necesario también redescubrir y rehabilitar todo el contenido terapéutico del evangelio. La salud del ser humano, en la acepción más extendida del término, como bienestar físico y psíquico-espiritual constituye un *locus theologicus* que añadir y desarrollar en la enseñanza teológica junto al resto de argumentos tradicionalmente reconocidos y asumidos en ella. La conservación y recuperación de la salud no son problemas

---

20. Moriconi, B., Dio terapeuta, sostegno e salvezza nella Bibbia, en AA.VV. *Salute e salvezza, perno della teologia pastorale sanitaria*, Ediz. Camilliane, Turín 2009, 33-38.

marginales en la vida, ni siquiera cuestiones sociales o humanas. Forman parte de la historia de nuestra salvación, cubierta de límites y fragilidades.[21]

La búsqueda de curación, entendida y vivida de diferentes modos, constituye uno de los ámbitos en que se manifiestan las expectativas de salvación de las mujeres y de los hombres que viven en el hoy de la historia. "Leer e interpretar la *demanda de salud*, en los diferentes contextos sociales, y captar una demanda implícita de salvación es un paso importante para una reflexión teológico-pastoral en la que la comunidad cristiana está llamada a proyectar una *acción* que exprese la verdad perenne del evangelio y su fuerza sanadora (salvífico-saludable) en las mutables circunstancias de la vida y constituye un significativo anuncio y construcción del reino".[22]

"El cuidado no es solo una necesidad de los débiles, los jóvenes y los mayores. Todos los seres humanos necesitamos cuidados cada día".[23] Humanizar el cuidar nos desafía a hacer de las instituciones de cuidado lugares hogareños. El hogar es símbolo de la intimidad y del intercambio, de la cercanía que crea la diferencia y la proximidad, del cuidado mutuo y de la libertad que hace ser y permite ser..., el hogar es memoria de un mundo vivible, a la medida del ser humano, rico en espacios de libertad y de intercambio, respetuoso de las estructuras fundantes de la comunidad, donde las cosas no tienen la primacía sobre las personas y lo inmediato del eficientismo no cierra las puertas al futuro.

21. CASERA, D., Curar – Sanar, en: BERMEJO, J. C.; ÁLVAREZ, F., *Diccionario de Pastoral de la Salud y Bioética,* San Pablo, Madrid 2009, 421.
22. SANDRIN, L., *Teología pastoral,* Sal Terrae, Santander 2015, 118.
23. TRONTO, J., La democracia del cuidado como antídoto frente al neoliberalismo, en VVAA., *El futuro del cuidado,* Ediciones San Juan de Dios, Barcelona 2017, 30.

Que la actividad terapéutica, no obstante, su gratuidad, esté relacionada con la fe[24], es algo que parece obvio. El primer "objeto" de la fe-confianza es ciertamente Jesús. Sin embargo, el ofrecimiento y la acogida de la curación (el "querer curarse") profundizan posteriormente la primera relación de confianza e introducen al curado en un nuevo ámbito por él insospechado, del que la curación física es solo el comienzo.

La relación entre salud y salvación, entre curación y salvación, puede ser mejor comprendida cuando se supera la contraposición entre la *theologia crucis* y la *theologia gloriae*. Es oportuno mirar con atención "la salvación que se lleva a cabo a través de las curaciones realizadas por el *Christus medicus* y por sus discípulos".[25]

La distinción entre "salvación", acontecimiento no experimentable en el mundo, y "salud", fenómeno observable empíricamente, no comporta una ajenidad recíproca, sino que se acompaña en su entrelazamiento, en una relación que hay que reconocer en sus términos puntuales.[26]

Las experiencias ligadas a la salud y a las diferentes formas del curar (cuidar, ocuparse, compadecer, consolar, confortar) son lugares no solo de expresiones teológicas y pastorales históricamente consolidadas, sino también "lugares generativos de reflexiones teológicas y pastorales renovadas. Las diferentes expresiones a través de las cuales puede articularse el cuidar y el curar *(care and cure)* pueden ser consideradas como teología práctica".[27]

24. Cf. Mc 6, 5; Mt 8, 8.10.13.
25. Langella, A., Salvezza e guarigione, en Terracciano, A., (Ed.) *Attese e figure di salvezza oggi*, Pontificia Facoltà Teologica dell'Italia Meridionale, Nápoles 2009, 318-330.
26. Seveso, B., Pastorale e psicologia. *Teología V.28, n°3*, 2003, 327.
27. Sandrin, L., *Comunidad sanadora. De la pastoral de la salud a la salud de la pastoral,* Sal Terrae, Santander, 2021, 414.

En el Nuevo Testamento encontramos joyas literarias que enriquecen el concepto de cuidar. De enorme belleza es la parábola del Buen Samaritano (Lc 10, 29-37), en la que se usa en dos ocasiones el término *epiméleia*. El texto propone una serie de acciones y actitudes que implican activar los mecanismos de la acción que hacen el amor real.

En este texto, el cuidado rompe los bordes de la Regla de Oro, va más allá de sus fronteras. Cuidar es más que *hacer lo que quisiéramos que nos hicieran* (Mt 7, 12; Lc 6, 31). Para P. Ricoeur, la *Regla de Oro* es la estructura de transición entre la solicitud y el imperativo categórico que impone tratar a la humanidad en mi persona y en la del otro como un fin en sí y no como un medio. Así, la solicitud y la atención estructuran y realizan que el ser humano sea tratado como un fin y nunca como medio. "Queda abierto un interesante camino que aborda *la economía del don*. Entran en conexión la solicitud y norma".[28]

Según el precioso texto del Buen Samaritano, prójimo es todo necesitado que encontremos en nuestro camino, todo aquel que pueda ser objeto de nuestra compasión y de nuestros desvelos, por encima incluso de nuestros vínculos étnicos o de nuestras convicciones religiosas. Prójimo, en realidad, es aquel en cuyo camino decidimos ponernos y al que nos paramos a cuidar.

En el Nuevo Testamento encontramos otro texto de singular interés y belleza que presenta el cuidado en las obras de misericordia. Es el conocido como juicio final (Mt 25, 31-46). En él se establece una exhaustiva conexión entre el cuidado y la relación con el prójimo mediada por significativas acciones referidas al mundo de las necesidades humanas. Y cuidar la

28. LÓPEZ, M., *El cuidado: un imperativo para la bioética*, Comillas, Madrid 2011, 142.

realidad histórica sobrecargada de descuidos, es amar a Dios. Según el texto, el enfermo, el débil, el herido no vienen a nosotros; es preciso para cuidar, ir a ellos. Hacer y dar vida quedan articulados en el cuidar, dando de comer, visitando..., y estos en el juicio son definidos como justos. Justicia y cuidado quedan conectados.

Cuidar del otro puede verse como un *lugar teológico* del ser cristiano, un espacio de realización evangélica que garantiza también las estructuras para la atención. Cuidar es una respuesta ética ineludible. Lactancio, Padre preniceno, en el marco de la teología africana, afirma: El curar y el asistir a los enfermos, *summae humanitatis et magnae operationis est*".

"Podemos hablar de Jesús como el terapeuta a favor del ser humano; no solo con sus acciones explícitas (curaciones) sino con toda su vida. Pues es propio de Dios y de quien es movido por Él realizar obras para el bien y el crecimiento del género humano. Acción que siempre se realiza en la carne y no fuera de ella, pues "fruto del Espíritu operante es la salud/salvación de la carne".[29]

El cuidado es la responsabilidad entendida como deber. Así lo afirma H. Jonas. Para él, la responsabilidad se entiende como cuidado: "Responsabilidad es el *cuidado*, reconocido como deber, por otro ser, cuidado que, dada la amenaza de su vulnerabilidad, se convierte en "preocupación".[30]

El trabajo de Marta López Alonso sobre el cuidado llega a presentárnoslo así: "El cuidado no es cuestión de "buena voluntad" ni una simple "obligación de conciencia", el acto del cuidar

29. Ruiz, R., *Y el Espíritu abrazando la carne. La unción progresiva del Espíritu Santo en la humanidad de Jesús a partir de la teología de San Ireneo de Lyon,* Tirant Humanidades, Valencia 2025, 489.

30. Jonas, H., *El principio de responsabilidad,* Herder, Barcelona 1995, 357.

corresponde al ser humano entero, a su inteligencia, su conocimiento moral y a su prudencia. El cuidado como manifestación del *amor al prójimo* de la mano de la *epiméleia* y el resto de formas griegas y latinas en su traducción, piden hoy un trato maduro y respetuoso. Así como su desvinculación inmediata de la visión negativa otorgada a los cuidados del mundo. La actitud antropológica llevará al ser humano a moverse de forma constante entre aquellas realidades que merezcan su cuidado y atención y aquellas que, como forma de cuidar de sí, merezcan su despreocupación para no dañarse".[31]

Curar y cuidar en la asistencia sanitaria

La expresión del psiquiatra Ronald Laing diciendo que "la vida es una enfermedad de transmisión sexual con una tasa de mortalidad del 100%", más allá de sus múltiples provocaciones y paradojas, nos presenta una gran verdad: por más que conjugáramos y ganáramos terreno en el curar, todo tendría un límite, que nos viene impuesto por la inexorabilidad de la muerte.

El sistema sanitario y sociosanitario están fragmentados, y por lo mismo, no honran el principio de humanización, y deberían ir de la mano porque la sociedad tiende a un envejecimiento acelerado y a un alto nivel de cronicidad. El reclamo del cuidar, de este modo, se hace cada vez más necesario y visible, no solo el de curar. Justamente como consecuencia del curar, aumenta la necesidad del cuidar. Al curar, la esperanza de vida se prolonga y la necesidad de cuidar en situaciones de deterioro y de convivencia con enfermedades crónicas, aumenta.

31. López, M., *El cuidado: un imperativo para la bioética,* Comillas, Madrid 2011, 353.

Por otro lado, el objetivo de la medicina, decía Hipócrates en *Sobre el arte*, es disminuir la violencia de las enfermedades y evitar el sufrimiento a los enfermos, absteniéndose de tocar a aquellos en quienes el mal es más fuerte y están situados más allá de los recursos del arte. Este modo de ver la misma medicina evoca el desafío de no reducir su fin a la conjugación del verbo curar.

Bien sabemos la importancia de prevenir, rehabilitar, paliar, como verbos complementarios del verbo curar, o vinculados inevitablemente entre ellos. Así sucede también con el concepto de cuidar. No es exactamente la alternativa al curar, lo que se hace cuando ya no se puede curar. En el fondo, curar es una forma de cuidar. Cuidar a las personas abre paso al deseo de ayudarlas a curarse, realizando los procesos que contribuyen a que se haga realidad: diagnosticar, prescribir, intervenir, provocar adherencia, evaluar, pronosticar...

Hace ya algunos años, la profesión enfermera tuvo que plantearse la necesidad de identificar un contenido propio para su disciplina de tal modo que se distinguiera con claridad del campo competencial de otros profesionales sanitarios. Tenía que quedar claro, ya para siempre, que la enfermera no era un técnico ni un ayudante al servicio de otros, sino que era parte integrante de una profesión al servicio de la sociedad. Ni dependía de otros ni, menos aún, debía aspirar a ser una especie de "médico en pequeñito". De este modo daba comienzo una nueva era que estableció su centro de gravedad en el "cuidar", para distinguirlo claramente del "curar". Y, por aquella razón –tal vez excesivamente forzada– quedó como inscrito en el frontispicio de esta profesión esta idea: "los médicos curan, las enfermeras cuidan". Hoy, más bien, tendríamos que describir las profesiones que buscan la curación en primera instancia, como una forma de cuidado, entre tantas muchas.

Muchas son las razones y las causas –no hace falta desgranarlas porque son de sobra conocidas– que han desembocado en una situación en que la atención médica es mucho más sofisticada, los tratamientos son más complejos, y la asistencia que puede proporcionar la familia es más problemática. "Los que más sufren las consecuencias perversas de los cambios sociales, científicos y tecnológicos son los más necesitados que carecen de medios económicos y culturales para hacer frente a las necesidades de cuidado".[32]

El actual sistema de salud está organizado como si no existiera la realidad de lo crónico. Está organizado para una medicina de agudos. Sin embargo, "el 80% de las consultas a atención primaria son sobre enfermedades crónicas y representan el 60% de los ingresos hospitalarios".[33] Es obvio que las enfermedades crónicas no se curan, pero sí se cuidan. El sistema actual cura, pero no cuida. Está demasiado fragmentado para cuidar eficazmente. A partir de ahora, el sistema deberá poder "curar y cuidar" para poderse considerar un sistema.

"Necesitar ser cuidado y sentir el impulso de cuidar (...) constituye la energía fontal y germinal que va a construir, a lo largo del tiempo y del espacio, la humanidad del ser humano".[34] Cuidar es la condición previa necesaria para que algo pueda existir y subsistir. La persona, para afrontar las vicisitudes de

32. Camps, V., *Curar y cuidar, un continuo*, en: https://www.fundaciogrifols.org/es/-/curar-y-cuidar-un-continuo

33. Bengoa, R., Curar y cuidar, en: Bengoa Renteria, R.; Nuño Solinís, R., *Cuidar y curar, Innovación en la gestión de enfermedades crónicas: una guía práctica para avanzar,* Elsevier, Barcelona 2008, XI.

34. Boff, L., *El cuidado necesario,* Trotta, Madrid 2012, 36-37.

la vida y para superar aquellas realidades adversas consecuencia de su vulnerabilidad que en algún momento de su experiencia vital ha de hacer frente, necesita ser cuidado, garantizando así su humanidad. Así también, para humanizarse, para expandir su humanidad, cuando alguien próximo muestre vulnerabilidad por fragilidad, sufrimiento, muerte, también ha de cuidar del prójimo, mostrando su potencial y sus posibilidades de expandir su humanidad. Cuidar y ser cuidado, amar y saberse amado, es el camino de la humanización.

Cuidar a alguien es convertirlo en la finalidad principal y el centro de nuestra acción y poner la atención y los medios precisos para lograr su bien.[35] El cuidado estético constituye un cuidado en primer lugar científico, pero también personalizado, intersubjetivo, enriquecido por la intuición y la creatividad, que permite reconocer y apreciar las cualidades únicas de cada persona para así responder con compasión y comprensión al proceso de salud-enfermedad que se experimente en cualquier relación sanitaria.[36]

Enfermería, medicina y cuidado

"La enfermería cuida y no cura" es un tópico superado, como hemos dicho. Esta definición radical que situaba a la enfermería (a nivel de conducta) en el estricto ámbito del cuidado, y no en el de la curación, funcionó exclusivamente –como aún funciona todavía– como un *slogan* que, en efecto, se utilizó para intentar prestigiar a la profesión de enfermería en relación con el logro de una serie de actividades que se pretenden

35. VIELVA, J., *Ética profesional de la enfermería,* Desclée De Brouwer, Bilbao 2007, 38.
36. MONJE MORENO, J. T., *La estética del cuidado,* Eunsa, Pamplona 2023, 94.

totalmente autónomas en relación con las que llevaban a cabo el resto de profesionales sanitarios en general, y todos los profesionales de la medicina en particular. Y también sirvió –tal vez como efecto no querido, pero de una gravedad enorme– para devaluar políticamente, desde el interior mismo de la profesión, a la enfermería que ejercía tradicionalmente su actividad en el ámbito hospitalario.

Al señalar con tanto énfasis que la función propia de la enfermería no era la de curar, lo que se intentaba, en efecto, era alejarla ideológicamente lo más posible de la medicina y de los hospitales (desvirtuando el sentido que ahí tiene) para resituarla preferentemente en el ámbito de la Salud Pública en general; y, por lo tanto, en las actividades propias que la Enfermería Comunitaria en particular realiza desde los centros de salud[37].

Pero es que resulta que curar es cuidar. En efecto, el verbo castellano *curar*, en su primera acepción, significa cuidar. El diccionario de María Moliner presenta en su primera acepción de uso en castellano curar como "cuidar de cierta cosa", como así también el Diccionario de la Real Academia Española. Mientras que *cuidar* viene etimológicamente de *cogitare*, que quiere decir pensar, discurrir para algo. En castellano, por tanto, curar forma parte de cuidar, y no al contrario. Hubo un momento en que, como sucede en catalán y en italiano, curar y cuidar se usaban sin distinción alguna.

Es interesante no solo el uso de la palabra cuidar referida al mundo paliativo (cuidados paliativos), donde la estrategia ya no es curativa, sino también el uso de "cuidados intensivos", de

---

37. Infante, L. Mª, Curar versus cuidar: las consecuencias que la orientación docente de la diplomatura universitaria de enfermería ha provocado en los profesionales españoles, *Témpora,* 6, 2003, 125.

uso frecuente. Estos se refieren a esos espacios sanitarios donde, inevitablemente, cuidando de una manera altamente especializada se espera que los pacientes allí ingresados también se curen, incluso con procesos altamente intervencionistas desde el punto de vista técnico.

El verbo *therapeuo*, según el significado presente en algunos diccionarios, tiene el doble sentido de cuidar y curar. En griego profano tiene el significado de servir, tanto en sentido del culto como en el sentido médico de cuidar y asistir. Sin reparos, el término incluye el tener cuidado de, atender a algo o a alguien, tratar con cuidado o solicitud. Las dimensiones terapéuticas asociadas a *therapeuo* son innegables en el campo médico y han mantenido la eterna dicotomía del cuidar y curar, aún no superada. "La manera de hablar del NT enlaza con la última fase del desarrollo lingüístico del término en el ámbito griego, en el que *therapeuo* significa primeramente "servir" y luego –teniendo en cuenta el servicio que prestan los médicos– puede significar también "cuidar a un enfermo", "darle tratamiento médico"... Sin embargo, en lo que respecta a las curaciones obradas por Jesús se recomienda –por su sentido escatológico y la presencia de lo milagroso– la traducción de curar *(milagrosamente)* o sanar, es decir, restaurar a una persona el estado de salud".[38]

El concepto cuidar tiene su referente en griego (*epiméleia*), como solicitud y cuidado, que está presente en varios ámbitos de la vida. Estudiando la palabra *epiméleia* en las fuentes griegas, la Escritura y la Patrística, vemos que el cuidar va desde el sentido médico en tanto tratamiento y los cuidados dados por los familiares a los enfermos hasta el cuidado realizado por los

38. LÉON-DUFOUR, X., *Diccionario del Nuevo Testamento*, Desclée De Brouwer, Bilbao 2002, 220.

administradores del Estado. Entre estos dos polos aparece el cuidado del templo, del campo y otros espacios religados a la vida diaria.[39]

El sabio que cuida de sí *(epiméleia)* no se limita a decir verdades, sino que hace las obras debidas adecuadas a dichas verdades poseyendo una *episteme* y la *techne* ordenadas a la *areté*. La preocupación del ser humano gira en torno al cuidado de su alma.

En el contexto de profesionalización de enfermería se planteaba esta como una dicotomía entre curar y cuidar (*cure/care*) en el ámbito sanitario. El modelo masculino, de justicia imparcial, correspondería a los médicos (*cure*), mientras que el femenino, de atención y cuidado correspondería a las enfermeras (*care*).[40] La enfermería, en este paradigma ya superado asumía el contexto del cuidado como propio. Sin embargo, vemos cómo en las últimas décadas, también la mayor parte de los alumnos de medicina son mujeres, lo cual no es indiferente para el planteamiento.

"Los conceptos de curar y cuidar, entendidos como radicalmente diferentes, solo están bien argumentados cuando empleamos el inglés, no el castellano. Pues, además, los anglosajones no tienen por qué reparar en que *cure* procede también etimológicamente del latín *curo* (y mucho menos que es un verbo que se liga, además, en su origen –como hemos visto– con la expresión de otras lenguas de raíz latina, que lo incluyen en cuidar). Ni que el inglés *care*, que traducimos al castellano como cuidar, tiene otra etimología, pues procede del latín *cārus*, que significa amado, de donde viene a su vez la palabra castellana caridad;

39. López Alonso, M., *El cuidado: un imperativo para la bioética,* Comillas, Madrid 2011, 71.
40. Feito, L., *Ética profesional de la enfermería: filosofía de la enfermería como ética del cuidado,* PPC, Madrid 2000, 157.

y que cuando se utiliza en referencia a un bien tan escaso que estamos dispuestos a pagar por él un alto precio, moral o monetario, lo denominamos *caro*".[41]

Algunos autores refieren que por lo que hay que luchar, profesionalmente, es por una enfermería de la que no huyan los hombres, como lamentablemente está ya ocurriendo en España (y como ha pasado en los países de habla inglesa, por ejemplo, desde siempre). Por una profesión que elimine los prejuicios de género contra las propias mujeres. Por una enfermería que cure y cuide, en definitiva, incorporando al reconocimiento de sus saberes la complejidad de tareas que efectivamente realiza en la asistencia hospitalaria con una eficacia fuera de toda duda.

Durante la implementación de prácticas hospitalarias del estudiante de enfermería, se enfatiza el dominio de conocimientos, evidencias científicas y desarrollo de habilidades, en diversas tecnologías en el cuidado de la persona, lo que, aunado a ciertas particularidades del cuidado institucionalizado, como la falta de continuidad del proceso, atención multiprofesional, masificación y despersonalización de la atención a la salud, dan pauta a un proceso de cuidado deshumanizado.[42]

En enfermería existe un deseo fuerte de "cuidar los detalles" puede asimilarse al planteamiento de Nelson y Gordon sobre las "pequeñas cosas" que son tan importantes en el cuidado como las intervenciones y procedimientos complejos; estos detalles reclaman la atención de las enfermeras en el marco de un cuidado

41. Infante, L. Mª, Curar versus cuidar: las consecuencias que la orientación docente de la diplomatura universitaria de enfermería ha provocado en los profesionales españoles, *Témpora,* 6, 2003, 136.
42. González-Juárez, L.; Velandia-Mora, A. L.; Flores-Fernández, V., Humanización del cuidado de enfermería. De la formación a la práctica clínica, *Revista Conamed, Suplemento de Enfermería*, 2009, 40.

humanizado y favorecen los acercamientos con los pacientes, pero son una preocupación en la práctica del cuidado, porque por las demandas institucionales o de otros profesionales, la exagerada asignación de funciones, tareas simultáneas y la falta de interés, se ha dejado de lado el cuidado de dichos detalles.

Según algunas autoras "las enfermeras no tienen suficiente tiempo para cosas pequeñas por ocuparse de lo extra y no se preocupan por la comodidad y cuidado personalizado; no dedican tiempo a conocer a sus pacientes, establecer relaciones interpersonales, hacer por el otro y hacerlo sentir especial"; se limita la actividad enfermera al trabajo sobre el cuerpo y a "oficios de escritorio, olvidándose de la importancia del cuidado directo a los pacientes en los servicios de hospitalización" y "a conocer las necesidades médicas y no la historia personal de los pacientes, sus emociones y sueños", lo que demuestra la preponderancia del patrón empírico de conocimiento sobre aspectos éticos y estéticos.

Así mismo, las enfermeras "dejan de ocuparse de los pacientes para preocuparse por ellas mismas" debido a deficientes condiciones y ambientes laborales, causando el alejamiento entre enfermeras y pacientes y la pérdida del "cuidado directo", lo que contribuye, a que "los pacientes y familias no identifiquen a la enfermera como la persona que lidera o da el cuidado directo, por falta de claridad en los roles y las tareas que desempeña" y además, a la invisibilidad y falta de reconocimiento social de la profesión. Todo esto contribuye a la ausencia de las enfermeras al lado de la cama de los pacientes y la falta de interacción en el cuidado que no hace posible la confianza requerida para el mismo.[43]

43. BELTRÁN-SALAZAR, O., *Atención al detalle, un requisito para el cuidado humanizado*, en Index de Enfermería, Granada 2015 (1-2),

En su conocido libro de 2008, *Cáncer, biografía de una supervivencia*, el Dr. Jovell, que fue presidente del Foro Español de Pacientes, observa que "los estudiantes de medicina inician sus estudios con una vocación clara de tratar a los enfermos y cuando finalizan dirigen su vocación con firmeza a tratar enfermedades, más que a enfermos".[44] Quien además de médico atravesó el duro trance de ser paciente de cáncer, lanzaba en esta misma obra un mensaje que debemos tener muy presente en la formación de los profesionales sanitarios: "no todo en medicina es razón, no todo es técnica y procedimiento. Lo importante es el enfermo, no la enfermedad".[45]

Con razón se ha dicho que la Medicina es la más humana de las artes, la más artística de las ciencias y la más científica de las humanidades.[46] Diego Gracia nos da tres razones para la vinculación entre medicina y humanidades: en primer lugar, para superar el positivismo, pues los hechos no tienen carácter definitivo, sino que requieren revisión e interpretación. En segundo lugar, la salud y la enfermedad no son meros hechos biológicos, sino acontecimientos biográficos, por lo que deben ser comprendidos desde los valores, que no son estudiados por las ciencias, sino por las humanidades. Por último, la razón que considera más importante es que, si el médico quiere ejercer de un modo adecuado su profesión, debe tener una idea cabal del ser humano. Para ello tiene que saber algo de filosofía, al menos de la parte de la filosofía que se ocupa más directamente del ser humano: la antropología.[47]

---

44. JOVELL, A., *Cáncer: biografía de una supervivencia*, Planeta, Barcelona 2008.
45. PIÑAS-MESA, A., ¿Tenemos que humanizar las tecnologías del cuidado?, en *SCIO*, Valencia 2024 (26)
46. PELLEGRINO, E.; THOMASMA, D., *The virtues, in Medical Practice*, Oxford University Press, Nueva York 1993.
47. GRACIA, D., El humanismo de Pedro Laín Entralgo, en *Ciencia y vida. Homenaje a Pedro Laín Entralgo*, Fundación BBVA, Bilbao 2023, 205-231.

Matices necesarios

El principio de humanización promueve un cuidado incondicional que, en ocasiones, se traduce en hacer lo posible por curar. Aunque la alternativa más inmediata es la que habitualmente establecemos en bioética cuando distinguimos entre curar (*to cure*) y cuidar (*to care*), o entre éticas de la justicia y éticas del cuidado, hay una alternativa inicial para entender la ética de Gilligan.

La ética del cuidado se concreta en un conjunto de actividades o prácticas relacionales en las que parece que no es importante la teoría del pensamiento, como si el cuidado fuera únicamente una actividad práctica e inmediata que no precisara "teoría".

Puede parecer que las actividades relacionadas con el cuidar no necesitaran una fundamentación filosófica o una mediación reflexiva, que fueran intrascendentes, inmediatas y no necesitadas de análisis filosófico. Sin embargo, a medida que profundizamos en este ámbito del cuidar y lo planteamos en clave de responsabilidad, más necesidad tenemos de mediación reflexiva.

Algunas propuestas de distinción radical de los conceptos pueden ser confusas y ayudar poco. Por ejemplo, encontramos quien presenta esta definición:[48]

- Curar: La curación se refiere al proceso de restaurar la salud o el bienestar de una persona que está enferma, lesionada o afectada de alguna manera. Implica la eliminación o alivio de los síntomas y la resolución del problema subyacente.

48. Tegedor, M., García, V. M., Jiménez, A., *Diferencias entre curar y cuidar*, en: https://revistamedica.com/diferencias-curar-cuidar/

La curación puede ser física, emocional, mental o espiritual, y puede implicar una combinación de tratamientos médicos, terapias y autocuidado.

- Cuidar: Por otro lado, el cuidado se refiere al acto de proporcionar atención, apoyo y compasión a una persona, independientemente de su estado de salud. El cuidado se centra en el bienestar integral del individuo, abordando sus necesidades físicas, emocionales, sociales y espirituales. Implica una relación de confianza y empatía entre el cuidador y el receptor del cuidado.

Según esta propuesta, el objetivo de curar es la curación, es decir, restaurar la salud y el funcionamiento normal del cuerpo o la mente. Los objetivos de la curación pueden incluir la eliminación de los síntomas, la recuperación de la función perdida y la prevención de futuras recaídas o complicaciones. La curación se centra en el tratamiento de la enfermedad o lesión específica que afecta al individuo.

A su vez, la meta de cuidar, según este enfoque es promover el bienestar integral y la calidad de vida del individuo. Los objetivos del cuidado pueden incluir la satisfacción de las necesidades básicas, el alivio del sufrimiento, el fomento de la autonomía y la mejora de la calidad de las relaciones interpersonales. El cuidado se centra en el apoyo emocional, social y espiritual del individuo, independientemente de su condición de salud.

La riqueza del planteamiento muestra que la diferencia entre curar y cuidar radica en sus enfoques y metas. Mientras que la curación se centra en el tratamiento de la enfermedad o lesión específica para restaurar la salud y el funcionamiento normal, el cuidado se centra en el bienestar integral del individuo, proporcionando apoyo emocional, social y espiritual.

Sin embargo, marcar las diferencias, a la vez que pone en valor ambos verbos, parece que uno excluye al otro.

Es cierto que curar utiliza materiales e instrumentos que pueden incluir medicamentos, tratamientos médicos, dispositivos médicos, procedimientos quirúrgicos y terapias específicas. Estos recursos están diseñados para abordar los síntomas y tratar la causa subyacente de la enfermedad o lesión. Y, por su parte, cuidar utiliza recursos emocionales, sociales y espirituales, como el apoyo emocional, la comunicación efectiva, la empatía, la compasión y la paciencia. Estos recursos están destinados a crear un entorno de apoyo y comprensión que promueva el bienestar integral del individuo.

Sin embargo, unos recursos y otros son necesarios en la puesta en práctica de ambas acciones.

El método de curación puede variar según la naturaleza y la gravedad de la enfermedad o lesión. Puede implicar un enfoque médico, psicológico, holístico o combinado, dependiendo de las necesidades individuales del paciente. El método de curación se centra en el diagnóstico preciso, el tratamiento adecuado y el seguimiento continuo para garantizar la recuperación completa. El método de cuidado se basa en una relación terapéutica centrada en el individuo, que involucra escucha activa, empatía, respeto y compasión. Implica la creación de un entorno seguro y de apoyo en el que el individuo se sienta valorado y comprendido.

Sin embargo, esta distinción, bondadosa por los elementos presentados, se muestra de nuevo limitada como si unos métodos no fueran propios más que en un campo y no en el otro, en el curar y en el cuidar.

Es importante reconocer la importancia de ambos enfoques y practicarlos de manera equilibrada para proporcionar una atención integral y efectiva a quienes la necesitan. Es fundamental que los profesionales de la salud estén familiarizados con esta condición y proporcionen un enfoque comprensivo y empático para su evaluación y tratamiento.

El concepto de salud en el fondo

Ciertamente, los conceptos de curar y cuidar revelan un planteamiento de fondo del significado de la salud y del principio de humanización. La salud es un concepto vivo, cambiante, diferente en los distintos momentos de la historia. Según cómo sea pensada, serán diferentes muchas cosas; entre otras, el sistema de protección social y sanitario. Según cómo sea pensada, honrará más o menos el principio de humanización.

Presentamos aquí algunas referencias, fruto del trabajo del religioso camilo Francisco Álvarez, que en su tesis doctoral sobre "teología de la salud", vislumbra diversas concepciones:[49]

- Concepción vitalista: hace referencia al vigor y al correcto funcionamiento del cuerpo y sus diferentes órganos y sistemas, centrándose fundamentalmente en el aspecto somático-corpóreo del término. Es la concepción más extendida en la sociedad actual, en la que el cuerpo adquiere una gran revisión individualista que antepone al sujeto por delante de la sociedad, y una visión reductiva al centrar toda la atención en el cuerpo y en su propio culto, encerrada en los límites de la biología. Esta concepción convierte la salud en un criterio decisivo para cuantificar la calidad de vida en las diferentes etapas vitales de la persona.

49. Álvarez, F., *Teología de la salud*, PPC, Madrid 2013, 53-62.

En este contexto, el envejecimiento, fácilmente se puede ver en clave enfermiza.

- Concepción utilitarista: hace referencia a la instrumentalización de la persona. En este sentido, se asocia la salud al estado de capacidad óptima en el que se encuentra una persona para llevar a cabo unas tareas o funciones con eficacia en un contexto social determinado. Generalmente, a esta forma de concebir la salud, se le asocian las claves de autorrealización y afirmación social, y le acompañan valores como la eficacia, la utilidad, la competitividad, etc.
- Concepción médica: hace referencia a que la salud estaría comprendida fundamentalmente por la ciencia médica. En este sentido, que una persona esté sana o enferma quedará definida por la medicina. Ahora bien, concebir la salud bajo una visión reducida del término puede conllevar una realidad sesgada. Es importante poner en valor la aportación de la ciencia médica, ciertamente. No obstante, haber considerado la salud desde una concepción puramente médica ha llevado a degenerar en ocasiones dicha realidad en una ambigüedad entre paternalismo y tiranía. Es obvio que no debe absolutizarse concebir la salud desde el prisma puramente médico, medicalizar la salud, puesto que desvirtúa y empequeñece el concepto.
- Concepción psicológica: hace referencia a la calidad de la salud. En este sentido, una persona no busca únicamente estar bien, sino que también desea sentirse bien. Se crea así una tensión entre salud objetiva y salud percibida. Se pone más en valor la dimensión subjetiva del sentirse bien como fundamental del concepto y provoca una visión más integrada de la salud. Es un modo de personalizar la experiencia de salud que necesita ser reflexionada profundamente.

La salud, como la enfermedad, repercute en la persona de manera global[50]. La enfermedad es la cara visible del dolor, de la incomunicación, del rechazo, de la soledad, del sufrimiento, de la desesperación, de las alteraciones de funciones, de las incapacidades, etc.[51]

La salud, por tanto, no es solamente el silencio del cuerpo por el buen funcionamiento de los órganos, no es solo el resultado de la integridad biológica o de una objetiva y, bien medida, calidad de vida, sino que tiene que ver con la experiencia biográfica de armonía y equilibrio en la dimensión física, cognitiva, emocional, social, valórica y espiritual. El ser humano es un ser sucesivo[52], es decir, se realiza no instantáneamente, sino de manera evolutiva. Se va haciendo. A la actual cultura de la salud se le pide una mirada integral, aunque haya personas que sean capaces de analizar aspectos de su estado de salud de manera aislada.

Parece, pues, importante remarcar el doble objeto de la asistencia sanitaria, que es el de curar y cuidar. En esta doble tarea se atisban dos conductas que, aunque diferentes, requieren la una de la otra para conseguir los mejores resultados científicos y humanos.

A este respecto, *curar* plantea una metodología científica, rigurosa, profesional, basada en la evidencia, y con objetivos realistas y concretos a corto, medio y largo plazo; pero que requiere del arte de cuidar, en la que la sensibilidad, empatía, servicio, voluntad, estima, compromiso y presencia, serán valores fundamentales, aumentando la dimensión personal de la

50. Monge, M. A., *Ética, salud, enfermedad,* Palabra, Madrid 1991, 102.
51. Monge Moreno, J. T., *La presencia internacional en la asistencia sanitaria,* EUNSA, Pamplona, 2ª ed., 2017.
52. Burgos, J. M., *Antropología: una guía para la existencia,* Palabra, Madrid 2009, 349.

persona enferma y contribuyendo en la dimensión profesional de los sujetos implicados.[53]

"La presencia del sufrimiento puede ser inevitable, pero no su manejo".[54] Y el manejo con la tecnología no es neutral. "El postulado que alegue una supuesta "neutralidad" de la *techné* es ilusorio".[55] Curar y cuidar no son excluyentes, distintos, sino que uno incluye a otro. Curar es una forma de cuidar.

---

53. MONGE, J. T., *La estética del cuidado*, Eunsa, Pamplona 2023, 108.
54. BARBERO GUTIÉRREZ, J.; DONES SÁNCHEZ, M., Valoración ética del dolor y el sufrimiento humanos, en: DE LOS REYES, M.; SÁNCHEZ, M., *Bioética y pediatría*, 2010, 481-490.
55. SADIN, E., *La siliconización del mundo. La irresistible expansión del liberalismo digital*, Caja Negra, Buenos Aires 2018, 42.

2

Dignidad y cuidado

La dignidad es un término que se emplea con frecuencia en el contexto sanitario y difícil de definir. El principio de humanización es promover toda conducta que respete la dignidad humana.

El uso de la palabra dignidad ha terminado siendo polisémico, y, en ocasiones es utilizado con algún calificativo: dignidad ontológica, ética, existencial, social, entre otros. Es la dignidad la esencia del cuidado que, en ocasiones, se hace actividad de curación. El principio de humanización consiste en el respeto y promoción de la dignidad inalienable de toda persona, especialmente en situaciones de vulnerabilidad.

La dignidad de todo ser humano es la que ha servido a la comunidad mundial para fundamentar los derechos humanos. Los seres humanos tienen derechos precisamente porque tienen dignidad, poseen un valor intrínseco. La dignidad alude a aquella calidad inherente a todos y cada uno de los miembros de la especie humana que no admite sustitución ni equivalencia, y que, por tanto, es el sustento de los derechos que la Constitución y los tratados internacionales protegen y auspician. Nadie debe quedarse sin cuidado y atención humana, porque todo ser humano es digno.

Actualmente, también se habla de "terapia de la dignidad", queriéndose presentar así un modelo de cuidado, que tiene como referente a Harvey Max Chochinov, modelo que arranca en 1995 en Canadá. Busca ayudar a vivir hasta el final afrontando las dificultades de quien no tiene ganas de aceptar procesos complejos, particularmente oncológicos. Chochinov propuso el concepto de ABCD para el cuidado centrado en la dignidad de los pacientes, que refiere las palabras clave: actitud, comportamiento, compasión y diálogo.[1]

El cuidado consiste en ocuparse y preocuparse por los otros, proteger y defender su dignidad, su identidad. El término cuidar es un referente semántico rico y exigente, que reclama ser utilizado más visiblemente para su comprensión. Cuidar es un término polisémico, y su riqueza da nombre a una realidad cotidiana vivida y poco reflexionada.

La dignidad

De la comprensión que se tenga de la naturaleza humana deriva el trato que debe dársele a todo ser que posea dicha naturaleza, a lo que denominamos "dignidad". Vocablo que deriva del latín *dignitas*, que a su vez deriva de *dignus*, cuyo sentido implica una posición de prestigio o decoro, "que merece" y que corresponde en su sentido griego a *axios* o digno, valioso, apreciado, precioso, merecedor.[2]

El desarrollo del concepto de dignidad humana y de su substrato, el concepto de persona, ha estado estrechamente vinculado

---

1. Chochinov, H., Dignity and the Eye of the Beholder, *Journal of Clinical Oncology, 22*/2004, 1336-1340.
2. Martínez, V. M., *Reflexiones sobre la dignidad humana en la actualidad*, Boletín Mexicano de derecho comparado, Ciudad de México 2013.

con el pensamiento cristiano. Esta noción también ha sido utilizada por pensadores como el filósofo Immanuel Kant, quien define la dignidad como un valor que no tiene precio y como una cualidad que pertenece a todo ser humano sintiente por su racionalidad y libertad moral. Este planteamiento concibe que el ser humano es fin en sí mismo no pudiendo ser un medio para un fin concreto de otro hombre[3].

Es la dignidad, que nos viene de la radical vulnerabilidad humana, la que nos hace destinatarios y origen del cuidado humanizado. No es la autorreferencialidad el criterio último de humanización, como algunas tendencias promueven hoy, con largos discursos sobre la autonomía de las personas en los procesos terapéuticos.

Entender que el ser humano es digno por sí mismo, y no solo en razón de su conciencia o racionalidad, puede parecer una diferencia muy sutil, pero tiene una gran trascendencia práctica: lo digno no es solo su razón o su capacidad de autodeterminarse moralmente, sino también su naturaleza corporal, toda ella penetrada de racionalidad. Y ello, con independencia de que, a lo largo de su vida, un ser humano desarrolle, o no, toda su potencialidad".[4]

La persona humana ostenta la capacidad de tener conciencia de quién es y qué quiere ser. Se trata de un ser que existe en sí y no en otro; constituye "un fin en sí mismo"; por eso es por lo que jamás puede ser utilizado como medio. La persona expresa una entera e indivisible realidad que reposa en sí misma; como tal posee un valor inestimable *per se*, de manera que todas las

3. Errasti-Ibarrondo, B., et al., Modelos de dignidad en el cuidado: contribuciones para el final de la vida, *Cuadernos de Bioética XXV*, 2014, 244.
4. Aparisi, A., El principio de la dignidad humana como fundamento de un bioderecho global, *Cuadernos de Bioética, 24(81)*, 2013, 201-202.

otras realidades que le circundan (Estado y Sociedad) se ordenan en pro de la perfección de sus potencias naturales. Dicha potencia existe por sí y para sí, conformando una realidad existencial y coexistencial única, irrepetible, acabada e inviolable.[5]

La dignidad humana es el derecho que tiene cada uno, de ser valorado como sujeto individual y social, en igualdad de circunstancias, con sus características y condiciones particulares, por el solo hecho de ser persona. Por eso ha de ser cuidada dignamente y acompañada en los procesos terapéuticos.

La dignidad de la persona humana es el valor básico que fundamenta los derechos humanos ya que ella constituye una garantía para con el pleno desarrollo de cada ser humano en este mundo. La dignidad entonces se constituye en el fundamento de los derechos humanos, queremos decir que si no tenemos dignidad no podemos reclamar el reconocimiento ni el valor de nuestros derechos, aunque ellos estén reconocidos por todas las instancias internacionales y nacionales[6].

La dignidad de la persona se fundamenta en ella misma, de aquí nacen todos los derechos humanos y la igualdad tanto de hombres como de mujeres. La dignidad de la persona es la base de cualquier sociedad, de cualquier relación. Si no se reconoce su valor, su importancia, entonces aquí se violan los derechos que poseemos.[7]

La persona es digna y lo es intrínsecamente, no por razones externas o por elementos adyacentes a su ser. La dignidad

5. García, V., La dignidad humana y los derechos fundamentales, *Derecho & Sociedad, 51*/2018, 14.
6. Raynier, M.C., et al., La dignidad humana como fundamento de los derechos, *Semilla Científica, 2*/2021, 440.
7. Raynier, M.C., et al., La dignidad humana como fundamento de los derechos, *Semilla Científica, 2*/2021, 442.

emana de su ser, lo que significa que tiene que ser respetada por el mero hecho de ser persona, de pertenecer a la familia humana. La vulnerabilidad es la posibilidad de ser herido. El ser humano, como toda entidad mundana, es vulnerable. Ser vulnerable significa ser frágil, inconsistente, lábil; significa ser susceptible de recibir o padecer algún tipo de mal[8], por lo cual, necesita ser cuidado y cuando está enfermo, recibir lo que esté al alcance para poder curar.

A la hora de hablar de dignidad humana nos topamos con un auténtico caos de interpretaciones. "Lo que sucede es que no suele aparecer, de forma patente, esa relación entre *Definiendum* y *Definiens*, sino una mezcla de términos que se supone que son intercambiables. Por otro lado, y si de definiciones hablamos, la de Dignidad Humana se parece mucho más a la que los emotivistas llamaban "definición persuasiva". Se elige un concepto (...), se reduce su contenido y se le llena de emotividad. Y, así, consigue impresionar a los que escuchan, influenciando su conducta"[9]. Y, apoyados en ella, unos proponen cosas incluso opuestas radicalmente a otros, como sucede, por ejemplo, en torno al "morir con dignidad".

La vulnerabilidad es un rasgo de nuestro ser, pero también es un principio ético y, por lo tanto, de naturaleza prescriptiva. Exige velar por el otro, cuidarle, prevenir situaciones que aumenten su nivel de vulnerabilidad y comprometerse activamente en reducir su grado de vulnerabilidad. La exigencia

8. TORRALBA, F., La relación entre el principio de dignidad y de vulnerabilidad, *Persona Y Derecho, 89*/2023, 39-55.

9. SÁBADA, J., Una mirada filosófica sobre la dignidad humana, en: CASADO, M., *Sobre la dignidad y los principios. Análisis de la Declaración Universal sobre Bioética y Derechos Humanos de la UNESCO*, Aranzadi, Pamplona, 2009, 96.

ética que deriva de este principio impela a no ser indiferente a la fragilidad de los demás. Se relaciona, pues, íntimamente con la virtud de la compasión o la experiencia de la solidaridad.[10]

Podemos decir que la ética occidental se ha detenido muy poco en considerar la vulnerabilidad de la vida humana. Ha sido así –según explica Barry Hoffmaster– por tres razones. "Primero, porque es una ética centrada en el individuo, un individuo cuyo principal atributo es la autonomía la cual, a su vez, ha tendido a identificarse o confundirse con la autosuficiencia. Pero el ser humano es un animal social, necesita a los otros para desenvolverse y desarrollarse. Por mucho que anhele la autosuficiencia, no podrá conseguirla. En segundo lugar, la ética occidental ha perdido de vista la vulnerabilidad porque ha ignorado el cuerpo que es lo que nos hace vulnerables. Nuestra ética, influida por el cristianismo, ha sido más una ética para seres espirituales que corporales, pues el cuerpo ha sido algo a dominar, a esconder o de lo que avergonzarse, el lugar donde anidan las pasiones y los sentimientos desordenados. Lo cual nos lleva a la tercera razón del olvido de la vulnerabilidad: que esta es sentida por el individuo. Una ética más racional que sentimental es lógico que haya cerrado los ojos ante el sentimiento de vulnerabilidad considerándolo más como una imperfección que como una característica de la condición humana"[11].

10. Torralba, F., La relación entre el principio de dignidad y de vulnerabilidad, *Persona Y Derecho, 89*/2023, 50.

11. Camps, V., La dignidad, un concepto indeterminado, pero no inútil, en: Casado, M., *Sobre la dignidad y los principios. Análisis de la Declaración Universal sobre Bioética y Derechos Humanos de la UNESCO,* Aranzadi, Pamplona, 2009, 151.

Dignidad siempre

Solemos decir que es la dignidad humana y particularmente su vulnerabilidad, lo que fundamenta y justifica que hablemos del principio de humanización en el mundo de la salud y de la asistencia sanitaria. Escribe la Dra. Belén Jiménez: "Me di cuenta de lo paradójico que resulta en sí mismo tener que añadir la faceta de la humanización a la medicina, cuando está incluida por definición y concepción en el propio acto asistencial de ayuda. Es como si tuviéramos ahora que concienciar a la población de la necesidad de que la comida tenga una faceta alimenticia o luchar para que en las escuelas se genere aprendizaje".[12]

Parece útil distinguir esta concepción de dignidad ontológica, de aquellos otros modos de hablar de dignidad, que siguen distintos autores y el documento *Dignitas infinita.* "Una dignidad infinita, que se fundamenta inalienablemente en su propio ser, le corresponde a cada persona humana, más allá de toda circunstancia y en cualquier estado o situación en que se encuentre".[13] Podríamos decir que esto nadie lo discute, aunque en la aplicación de sus consecuencias, los seres humanos no nos ponemos de acuerdo sobre la envergadura de tal afirmación, particularmente al inicio y al final de la vida, así como en el trabajo por la justicia que construya una fraternidad universal más igualitaria.

Es cierto que aunque en la actualidad existe un consenso bastante general sobre la importancia e incluso el alcance normativo de la dignidad y el valor único y trascendente de todo ser humano, la expresión "dignidad humana", a menudo corre el

12. Jiménez Gómez, B., *Manual de gestión emocional para médicos y profesionales de la salud,* Desclée De Brouwer, Bilbao 2020, 195.
13. Dicasterio para la Doctrina de la Fe, *Dignitas infinita*, Roma 2024, 1.

riesgo de prestarse a muchos significados y, por tanto, a posibles malentendidos y contradicciones que nos llevan a preguntarnos si verdaderamente la igual dignidad de todos los seres humanos, sea reconocida, respetada, protegida y promovida en todas las circunstancias[14] y lugares.

Ontológicamente hablando, la dignidad es inherente a la persona, a su naturaleza, independientemente de cualquier cualidad o conducta personal. Le acompaña al individuo desde su concepción hasta su fallecimiento. "El sentido más importante permanece, como se ha argumentado hasta ahora, el vinculado a la dignidad ontológica que corresponde a la persona como tal por el mero hecho de existir y haber sido querida, creada y amada por Dios. Esta dignidad no puede ser nunca eliminada y permanece válida más allá de toda circunstancia en la que pueden encontrarse los individuos".[15] Esta mirada creyente es compatible con quien mira de forma no creyente, a excepción de la referencia trascendente.

Por otro lado, la dignidad moral, a diferencia de la dignidad ontológica, se obtiene por el buen uso de la libertad, y se pierde cuando se hace mal uso de ella.[16] "La historia nos atestigua que el ejercicio de la libertad contra la ley del amor revelada por el Evangelio puede alcanzar cotas incalculables de mal infligido a los otros. Cuando esto sucede, nos encontramos ante personas que parecen haber perdido todo rastro de humanidad, todo rastro de dignidad. A este respecto, la distinción introducida aquí nos ayuda a discernir con precisión entre el aspecto de la dignidad moral, que de hecho puede "perderse", y el aspecto

14. Dicasterio para la Doctrina de la Fe, *Dignitas infinita*, Roma 2024, 7.
15. Dicasterio para la Doctrina de la Fe, *Dignitas infinita*, Roma 2024, 7.
16. García Cuadrado, J.A., *Antropología filosófica,* EUNSA, Pamplona 2010, 146.

de la dignidad ontológica que nunca puede ser anulada". Este reclamo a la dignidad ética es compartido también desde enfoques no creyentes, en tanto que nos debemos respeto y cuidado unos a otros y, en ocasiones, lo podemos descuidar hasta el absurdo de destruirnos con la violencia.

En tercer lugar, además de la dignidad ontológica y la dignidad moral, parece conveniente referirse a la dignidad social. "Cuando hablamos de dignidad social nos referimos a las condiciones en las que vive una persona. En la pobreza extrema, por ejemplo, cuando no se dan las condiciones mínimas para que una persona viva de acuerdo con su dignidad ontológica, se dice que la vida de esa persona pobre es una vida "indigna". Esta expresión no indica en modo alguno un juicio hacia la persona, al contrario, quiere destacar el hecho de que su dignidad inalienable se contradice con la situación en la que se ve obligada a vivir"[17].

La dignidad social se fundamenta en la dignidad ontológica y es consecuencia de su reconocimiento. A diferencia de la dignidad ontológica, es contingente, comparativa y contextual, pudiendo ser experimentada, otorgada o ganada a través de la interacción social.[18] El cuidado es, precisamente, lo que construye esta dignidad social: el cuidado logrado, el cuidado que somos capaces de desplegar ante las necesidades del prójimo.

Durante estas últimas décadas el número de investigaciones sobre la dignidad social en el cuidado han aumentado sustancialmente. Por un lado, las de carácter descriptivo, con el objetivo de explorar cómo se entiende la dignidad bajo la perspectiva de

17. Dicasterio para la Doctrina de la Fe, *Dignitas infinita*, Roma 2024, 8.
18. Errasti-Ibarrondo, B., et al., Modelos de dignidad en el cuidado: contribuciones para el final de la vida, *Cuadernos de Bioética XXV*, 2014, 245.

los pacientes y/o de los profesionales. Por otro, las de carácter empírico, que tienen como finalidad testar distintas intervenciones que promueven la dignidad de los pacientes. Todas ellas, han contribuido a detectar y analizar los factores que van en detrimento de la dignidad social de los pacientes y sugieren acciones que ayudan a fomentarla. En este contexto han emergido nuevos modelos y enfoques para el cuidado de los pacientes, que pueden servir de guía para promover o preservar su dignidad, por tratarse de un aspecto clave del cuidado.

La última acepción, en cuarto lugar, es la de la dignidad existencial. En efecto, "hoy se habla cada vez con más frecuencia de una vida "digna" y de una vida "indigna". Y con esta expresión nos referimos a situaciones de tipo existencial: por ejemplo, al caso de una persona que, aún no faltándole, aparentemente, nada esencial para vivir, por diversas razones, le resulta difícil vivir con paz, con alegría y con esperanza. En otras situaciones es la presencia de enfermedades graves, de contextos familiares violentos, de ciertas adicciones patológicas y de otros malestares los que llevan a alguien a experimentar su propia condición de vida como "indigna" frente a la percepción de aquella dignidad ontológica que nunca puede ser oscurecida Las distinciones aquí introducidas, en todo caso, no hacen más que recordarnos el valor inalienable de esa dignidad ontológica enraizada en el ser mismo de la persona humana y que subsiste más allá de toda circunstancia".[19] Este es un gran desafío: cuidar unos de otros, particularmente a las personas más frágiles y vulnerables, de tal manera que nadie prefiera y desee morirse por falta de cuidado suficiente que le haga valorar su vida como indigna existencialmente.

19. Dicasterio para la Doctrina de la Fe, *Dignitas infinita*, Roma 2024, 8.

Lo primero que una persona observa de otra es su realidad corporal. En efecto, la corporalidad constituye la dimensión esencial del ser humano, donde arraiga cualquier otra función. "A través de ella el sujeto está inserto en el mundo y sometido a sus leyes y condicionamientos externos".[20] Y, encarnada en esta realidad corporal, están las diferentes necesidades humanas que reclaman el cuidado de uno mismo y el cuidado del otro para, antes que nada, subsistir, pero también para vivir con calidad de vida lograda.

"La dignidad de un ser humano no depende, en ningún caso, de su grado de vulnerabilidad. Esta puede ser tan grave que este ni siquiera sea capaz de reconocerla, ni de tomar conciencia de ello, pero el deber de tratarlo dignamente no experimenta ninguna alteración, porque la dignidad de la persona emana de su ser y no de sus funciones, habilidades, competencias o destrezas que sea capaz de desarrollar en un momento dado"[21]. La dignidad reclama siempre cuidado humanizado. Esta distinción entre dignidad ontológica, ética, social y existencial, se produce en los últimos meses del papado de Francisco, también como una apertura al diálogo con colectivos no creyentes que no se sentían cómodos con el concepto de "santidad de vida" para fundamentar la necesidad de cuidar de manera humanizada siempre.

El concepto y las connotaciones de la dignidad, se han enriquecido, por tanto, a lo largo de los siglos y han ido subrayando el lado humano del mismo, dando la base necesaria para asentar el edificio de los derechos humanos. Se ha ido acercando a la esencia de lo humano en contraposición a lo que no lo es, a lo accesorio, lo externo, lo cambiante y lo circunstancial.

---

20. Ferrer, U., *¿Qué significa ser persona?,* Palabra, Madrid 2002, 138.
21. Torralba, F., La relación entre el principio de dignidad y de vulnerabilidad, *Persona Y Derecho, 89*/2023, 53.

Esto constituye un hecho radical y determinante, el camino ha sido largo y no exento de cortapisas y controversias, pero se ha afianzado a lo largo de los tiempos. Este protagonismo del respeto a la dignidad de la persona ha impregnado todos los campos sociales y es en el campo sanitario donde está actualmente dando sus más valiosos frutos. Todas las iniciativas actuales en pro de la humanización de la asistencia sanitaria se basan necesariamente en el primer y principal ítem a tener en cuenta para que sean legítimas y legitimadas: que respeten en última instancia la dignidad de cada una de las personas implicadas en la práctica asistencial.[22]

No faltan quienes promueven una muerte digna y, con esta palabra generan una gran confusión.

El mejor final para una vida es morir con dignidad, en efecto. Pero la ayuda que le podemos ofrecer quienes lo acompañemos en el proceso de morir será preservar su dignidad para garantizarle una muerte serena, en paz y sin sufrimiento. Aliviar el sufrimiento de la persona no debiera consistir en eliminar a quien sufre. Es verdad que cuando no se puede ofrecer al enfermo el alivio de su sufrimiento, algunos pueden desear que les adelanten la muerte para no seguir viviendo con sufrimiento. El que pide la muerte, en realidad pide otra cosa, no desea sufrir. Detrás de la petición "quiero morir", hay un trasfondo que significa "quiero vivir o morir de otra forma". En mi opinión, la eutanasia no es signo de civilización. El modo de tratar a las personas en situación de vulnerabilidad, el modo de acoger y sostener a los debilitados, ancianos y enfermos, y la manera de abordar los momentos últimos de nuestra vida, sí demuestran el grado de

---

22. Romero-De San Pío, E., et al., Reflexiones sobre el concepto de la dignidad humana en el ámbito sanitario, en: *Temperamentum Granada* 17/2023.

civilización de nuestra sociedad. La dignidad a una persona no se la da decidir el cuándo de la muerte. Y no solo se puede morir dignamente, como es obvio, cuando se decide cuándo.

Usando la terminología gramatical, podríamos distinguir entre la dignidad adjetiva, sustantiva y adverbial. La dignidad humana, como sustantivo, es característica intransferible e inviolable de todo ser humano. Lo digno o indigno, como adjetivo que califica unas determinadas condiciones de vida, fisiológicas, psicológicas o sociológicas, es un uso del lenguaje que no se refiere a la dignidad personal, sino a la evaluación de dichas condiciones; pero, aun dentro de las condiciones más indignas, la persona nunca pierde su dignidad y el derecho a que le sea respetada. Finalmente, podríamos reservar el adverbio dignamente para referirnos a las actitudes con que confrontamos y asumimos la propia muerte o acompañamos la muerte de otras personas, es decir, para referirnos al modo de recorrer dignamente el proceso de morir, cómo vivir dignamente hasta el final de ese proceso[23], cómo cuidar el morir.

El principio de humanización consiste en respetar esta dignidad, porque humanizar es permitir a cada uno crecer en humanidad en el corazón de la prueba, hacer lugar al otro tal como es.

Ética del cuidado

Sin duda, C. Gilligan es la persona cuyo nombre ha marcado un hito relevante al hablar de la ética del cuidado. Su planteamiento es innovador, a la vez que limitado, en tanto que el cuidado no es un lenguaje moral distinto necesariamente en las

23. Masiá, J., *Dignidad humana y situaciones terminales*, Anales del Sistema Sanitario de Navarra, Pamplona 2007.

mujeres y los hombres. Aunque existe una correlación y asociación entre ser mujer y la perspectiva ética del cuidado, no hay un vínculo absoluto, determinante ni determinista.[24] En todo caso, Gilligan presenta un modelo donde el fundamento último de la ética del cuidado está en la relacionalidad de los seres humanos.

Pellegrino y Thomasma son los representantes de la ética de la virtud en bioética. El curar radical y verdadero es un buen modo de cuidar del paciente. El antiguo fundamento de la medicina basado en el cuidado y la compasión se encuentra desafiado seriamente por el modelo biomédico actual. Para ellos, "el cuidado integral es una obligación moral de los profesionales de la salud. La obligación moral surge de la relación humana especial que une a alguien que está enfermo con alguien que ofrece su ayuda".[25]

Torralba, al analizar la naturaleza del cuidado dice que su estructura muestra el quehacer ético. Los elementos del deber ser de la ética del cuidado son "dejar que el otro sea y que sea él mismo, así como preocuparse para que el otro sea lo que está llamado a ser".[26]

El ser humano es un ser proyectivo e inacabado y su perfección consiste en llegar a ser lo que está llamado a ser. Su realización implica el ejercicio del cuidar. Torralba describe, de este modo, el cuidado como un medio para conseguir algo más radical: la salud de la persona, el alivio del sufrimiento, el acompañar en la muerte.

---

24. ALONSO, M., *El cuidado: un imperativo para la bioética*, Comillas, Madrid 2011, 28.
25. PELLEGRINO, E. D.; THOMASMA, D. C., *Las virtudes cristianas en la práctica médica*, Comillas, Madrid 2008, 106-108
26. TORRALBA, F., *Ética del cuidar*, Institut Borja de Bioética, Fundación Mapfre Medicina, Madrid 2002, 114.

Cuidar no es un fin, sino un nivel de excelencia que media para que un individuo recupere la salud, cuando es posible, disminuya o elimine su dolor. Él cita la escucha atenta y el tacto. El tacto en clave metafórica, pero también estrictamente literal, que sabe de proximidad, de cercanía, de presencialidad, de respeto y atención, de contacto y caricia. La escucha es una forma de estar atento, de atender la palabra ajena, de abrirse y dejar que la voz del otro nos toque. Escuchar es un modo de cuidar. El buen arte de escuchar exige el rol de escuchador, tan elegantemente propuesto en los Centros de Escucha nacidos en las últimas décadas y que trabajan en red, siguiendo el modelo del *counselling* humanista.

En las últimas décadas del siglo XX, el horizonte interpretativo de una ética del cuidado permitía ensanchar el horizonte de una ética de la justicia. El cuidado ha sido, en muy buena medida, olvidado, y relacionado con una razón instrumental, limitada.[27]

La medicina del cuidado trata de mucho más que tratamientos: es la capacidad de brindar consuelo, acompañamiento y ternura en los momentos de mayor vulnerabilidad. Es el arte de estar presente, de reconocer el dolor que no se ve y de valorar cada gesto de compasión. En un mundo donde el progreso tecnológico y científico ha transformado nuestro horizonte, es urgente que la atención a la persona, en su totalidad, reciba el mismo nivel de atención y cariño, ayudándole a empalabrar su sufrimiento[28], particularmente cuando está enfermo, muere o se aflige en duelo.

---

27. Domingo Moratalla, A., *El arte de cuidar*, Rialp, Madrid 2013, 15.
28. Bermejo, J. C., *Empalabrar la enfermedad. Para visitar al enfermo*, Sal Terrae, Santander 2025.

Agustín Domingo Moratalla ofrece diez ideas para reflexionar sobre el cuidado responsable, que presentamos aquí. Cuidar es atender a otro, tener compasión; cuidar es ayudar al otro y hacer lo que no puede por sí mismo, sin paternalismo; es invitar al otro a reconocer su vulnerabilidad y dejarse ayudar; cuidar es velar por el otro poniéndole en el centro de gravedad de nuestra acción; cuidar no es una opción en familia y en la escuela, sino una base moral firme; cuidar es acompañar al otro sin necesidad de indicarle el camino; cuidar es hacerse cargo del otro, compartir la carga que lleva; cuidar no es un imperativo puntual; es el modo de salvar al otro de la soledad no deseada; cuidar es superar las distancias entre cuidadores y cuidados, generando un nosotros de reciprocidad y reconocimiento mutuo.[29]

Un buen y justo cuidado es aquel que defiende la subjetividad del otro y facilita las condiciones que permiten la presencia del otro en su singularidad.[30] La autonomía en el ser humano es siempre relacional, y se plantea como una alternativa a su simplificación como independencia arbitraria.

No es fácil plantear el cuidado como virtud. No afecta solo a la buena voluntad. Tampoco es una simple obligación de conciencia. Afecta a la persona en su integridad, es una práctica que afecta "a la intimidad y a la *extimidad*".[31]

El cuidado requiere un equilibrio en la implicación, como hemos escrito en otros lugares[32]. La "justa distancia" a la que

---

29. Domingo Moratalla, A., *El arte de cuidar,* Rialp, Madrid 2013, 70-73.
30. Mortari, L., *Filosofía della Cura,* Raffaello Cortina Editore, Roma 2015, 208.
31. Domingo Moratalla, A., *Homo curans. El coraje de cuidar,* Encuentro, Madrid 2022, 24.
32. Bermejo, J. C., *Empatía terapéutica. La compasión del sanador herido,* Desclée De Brouwer, Bilbao 2012.

se refería Paul Ricoeur reclama la excelencia en la búsqueda del buen cuidar no dependiente ni codependiente. Es la categoría necesaria cuando la ética del cuidado se plantea la sana devoción por el otro.

La robótica y la personalización en los cuidados plantean desafíos éticos nuevos y reclaman sabiduría en su uso. "Sabemos poco de la percepción que cada uno de estos tipos de *robots* puede despertar en diferentes tipos de población, e incluso sobre los propios profesionales. Lo que hace necesario profundizar en esta vertiente".[33] No obstante, compartimos la afirmación de que "somos artificiales por naturaleza", retomando a Ortega y Gasset. Gracias a la técnica, el ser humano puede ensimmismarse y humanizar el mundo.[34]

Por eso, hablar de "máquinas empáticas" o "robots emocionales" es un reduccionismo. "El futuro de la robótica social, que todavía no ha sido escrito, puede dar testimonio de modo trágico de la renuncia por parte de la sociedad a cumplir con ciertas tareas fundamentales, varias de las cuales dan fe particularmente de nuestro honor, incluso de nuestra grandeza".[35]

La ética del cuidado ha superado el particularismo y el emotivismo... como *epiméleia*, tal como decíamos más arriba. Ubica el cuidar en un plano universal y racional. No solo rompe el circuito que lo ubicaba en la mujer y en el círculo sanitario-práctico, sino que los nuevos datos aportan un marco antropológico más amplio.

33. DOMINGUEZ-ALCÓN, C., Ética del Cuidado y Robots, *Cultura de los cuidados, 21:47*, 2017, 9-13.
34. DOMINGO MORATALLA, A., *Homo curans. El coraje de cuidar*, Encuentro, Madrid 2022, 53.
35. SADIN, E., *La siliconización del mundo. La irresistible expansión del liberalismo digital*, Caja Negra, Buenos Aires 2018, 246.

En efecto, parece necesario sacar el término “cura” de la manida dicotomía entre curar y cuidar. La acepción terapéutica es reduccionista. Al plantear el cuidado como *epiméleia*, como hace la Dra. Marta Alonso, integra no solo roles y asignaciones que tanto han condicionado el cuidado, sino que lo dejan libre para plantear una nueva forma de relacionarnos desde nuevas premisas de cuidado. “Es necesario preocuparnos mutuamente unos de otros y también por la casa... con todo lo que contiene y signifique. La *epiméleia* hace que cuidar del otro sea más holístico y aplicable a cualquier necesidad humana”.[36] Y así, una vez más, pensamos el intento de curar como una forma de cuidar.

Nunca incuidables

Albert Jovell, médico, oncólogo, que murió de cáncer, que nos ha dejado en herencia una abundante reflexión en torno a claves para humanizar el mundo de la asistencia sanitaria, afirmó reiteradamente que entendía que no le iban a curar, pero no podría entender que no le cuidaran.[37] “La medicina es eso: confortar, cuidar y, si se puede, curar”.[38] La tecnología no es mala, pero, efectivamente, no se tiene que basar en ciencia y efectividad, sino en afectividad, concluye Ramón Frexes. «La afectividad es efectiva, la tecnología lo está demostrando”.[39]

36. Alonso, M., *El cuidado: un imperativo para la bioética*, Comillas, Madrid 2011, 370.
37. Jovell, A., *Cáncer. Biografía de una supervivencia,* Planeta, Madrid, 2008.
38. Jovell, A., *Mi viaje por el cáncer, II Concurso de relatos,* 6 de abril de 1934; Gutiérrez, R., *La humanización del cuidado es una responsabilidad ineludible,* Pensamiento Jovell, 3, diciembre 2016.
39. Zamarriego, L., *Tratar al enfermo, no la enfermedad: el legado del Dr. Jovell,* en: https://ethic.es/2017/07/el-legado-de-albert-jovell/

Una situación particular donde parece que se plantea el binomio de manera dilemática –aunque falsamente dilemática– es el final de la vida. En particular, cuando el planteamiento de la atención al enfermo ya no tiene como objetivo curar la enfermedad, debido a su carácter irreversible y por el hecho de no responder a tratamientos terapéuticos, teniendo un pronóstico de vida limitado y breve. Es el desafío paliativo, que tiene como objetivo cuidar controlando síntomas, promoviendo la mejor calidad de vida posible y la experiencia resiliente en el proceso de morir.

Cuidar a la persona que sufre en el proceso de morir, en el final de su vida, es un deber deontológico en las profesiones biomédicas. Este cuidar se expresa en atención a necesidades fisiológicas, pero también relacionales, psicológicas, sociales, espirituales, poniendo un sentido a la vida en medio de la fragilidad en la que se expresa la vulnerabilidad humana. Cuidar es la expresión de una atención y preocupación servicial por el otro, aliviando su carga, su pesar, su duelo, su aflicción, poniendo sostén en el caminar de la vida, promoviendo la esperanza, no ya en la curación como superación de la enfermedad y restitución de funciones, rutinas y costumbres, sino controlando lo controlable para vivir con la mayor calidad de vida al alcance. También el duelo se convierte en oportunidad de cuidado a través de la relación que fomenta el empalabrar sanante del sufrimiento[40], la liberación, el desahogo, la significación de la propia vida dolida por la muerte próxima propia o de un ser querido, y de la muerte ya acontecida. Cuidar a la persona, acompañar su corazón afligido.

---

40. Bermejo, J. C., *Empalabrar la enfermedad,* Sal Terrae, Santander 2025.

Morir con dignidad implica morir sintiéndose persona, morir humanamente, morir rodeado del apoyo y del cariño de sus seres queridos, eliminando en lo posible el dolor y el sufrimiento, sin manipulaciones médicas innecesarias, aceptando la muerte con serenidad, con la asistencia profesional precisa en lo biológico, lo emocional, lo social y lo espiritual.[41]

A quien se considera en el origen del movimiento Hospice para la promoción de los cuidados paliativos, Cecily Saunders, expresó la pasión por cuidar, cuando el verbo curar deja de ocupar el lugar del objetivo primero, tal y como se suele entender espontáneamente este binomio. Aunque, en realidad, se trata de seguir cuidando (como cuando cuidar consistía el intentar curar), seguir cuidando hasta el final. "Importas porque eres tú, hasta el último momento de tu vida", y este es el motivo que justifica seguir cuidando.

La conocida doctora E. Kübler-Ross, que describió un modelo de comprensión de los procesos adaptativos en la enfermedad al final de la vida, supuso un refuerzo en la promoción de las actividades de cuidado. Cuidar al final para favorecer el proceso psicológico que se observa, desde la negación a la rabia, pasando por el pacto, la depresión y llegando a la eventual aceptación, mientras se es cuidado. Cuidar siempre[42], muy especialmente: cuidados compasivos, profesionales y entrañables, al final de la vida y en el duelo.

La tan traída y llevada propuesta de humanizar el mundo de la salud está íntimamente vinculada con lo que significa realmente cuidar. Lydia Feito nos lo dice así: "Podríamos decir que

41. Bátiz-Cantera, J., *Cuidar la dignidad de la persona para conservarla hasta el final, Gaceta médica de Bilbao* 2023/120.

42. Kübler-Ross, E., *Sobre la muerte y los moribundos,* Grijalbo, Barcelona 1993.

humanizar es, sencillamente, no perdernos a nosotros/as mismos/as. Atender a nuestra condición frágil y vulnerable, desde los relatos de las experiencias de las personas, para construir instituciones, procedimientos y marcos de decisión que atiendan a las vidas concretas y también a los contextos de justicia en donde debe desarrollarse la vida humana. Por eso, en resumen, la humanización es el compromiso ético con un cuidado responsable".[43]

Cuidar siempre, y cuidarlo todo. También lo intangible, lo invisible. "Entiéndase cuidados invisibles como aquellas "acciones intencionadas de los profesionales que en un principio no serían "registrables" (dar una tila, acomodar una almohada, cuidar la intimidad y el confort, tacto, proximidad, etc.) como las acciones que serían susceptibles de registrar, por ser consideradas más profesionales que las anteriores, pero que, sin embargo, no se reflejan en ningún lugar, con lo que los mismos profesionales las hacen invisibles (como la relación terapéutica, etc.)".[44]

Cuidar siempre comporta no solo el concepto de interdisciplinariedad en la atención a la persona. No solo la mirada holística o el modelo de atención centrado en la persona.[45] Requiere también atención a la espiritualidad, cuidar la espiritualidad, que es la verdadera fuente para comprender no solo la vida interior de la persona (sus pensamientos, sus creencias y sus deseos), sino también su vida exterior (acciones, obras, gestos, movimientos, estilos de vida y de consumo).[46] Trascender no

43. Feito, L., Qué significa la Humanización de la Salud, *Humanizar 200*, 2025, 42.

44. De la Rosa, R., Zamora, G., Cuidados invisibles: ¿son suficientemente reconocidos?, *Index de Enfermería, 21*, 4/2012.

45. Bermejo, J. C., *Humanizar el cuidado. Atención centrada en la persona*, PPC, Madrid, 2019.

46. Torralba, F., Solidaridad espiritual, *Humanizar, 200*/2025, 16.

es negar; es ir más allá, elevarse a un plano superior, sin tener que renunciar a nada de lo terrenal. Cuidar, incluyendo intentar cuidar, siempre y centrado en las personas y sus relaciones y multidimensionalidad.

Cuidarse para cuidar

La promoción de la dignidad en el cuidar y en el trabajo por curar (humanizar, al fin y al cabo), algunos la ven como un reclamo ético innecesario, puesto que las mismas profesiones sanitarias son humanizadoras, son expresión de lo mejor que tiene la humanidad: la capacidad de cuidar, haciendo de ello incluso un conjunto de profesiones.

No pocos, en los contextos en los que se habla de humanización, reclaman que también la sociedad en general ha de humanizarse y tratar bien y cuidar a los profesionales. Es obvio, y necesario. Y es justo reivindicarlo.

Tampoco son pocos los que, al hablar de humanizar y de cuidar, reclaman la necesidad de cuidarse para cuidar. El abundante discurso sobre este asunto en los últimos años es variado. Algunos, al pensar en los cuidadores, evocan a los familiares; otros piensan en los profesionales. Para unos y para otros es válido este discurso. No falta quien, en el contexto sobre el cuidarse para cuidar, piensa en el traído y llevado riesgo del *burnout* o desgaste profesional, el quemarse. También aquí, unos discursos centran la atención en la responsabilidad de las Organizaciones, las condiciones laborales, etc., y otros piensan en la necesaria profesionalidad que logra un equilibrio saludable en los vínculos creados, en la alianza terapéutica, sabiendo cuidar la "sana distancia" entre terapeuta y paciente.

Sea como fuere, cuidarse no es solo lograr condiciones laborales justas y equilibradas. Ni tampoco dar con la "justa distancia", de la que hablaba el filósofo francés Paul Ricoeur, o la adecuada separación de las fases descritas habitualmente al proponer el concepto de empatía (la *ecpatía* o suficiente separación, tras la implicación y la repercusión e incorporación)[47]. Se trata de la necesidad de cuidarse también en el manejo de los pensamientos, de los sentimientos, de los valores, de la dimensión espiritual del propio profesional. Cuidarse holísticamente.

Por todo esto, cuidarse para cuidar implica cuidar el corazón, la vida del corazón individual y colectivo, para promover salud y relaciones entrañables de solidaridad sin límites. Nada descuidado, todo visto como cuidable y, en consecuencia, cuidado. "Cuida tus pensamientos, porque se convertirán en tus palabras. Cuida tus palabras, porque se convertirán en tus actos. Cuida tus actos, porque se convertirán en tus hábitos. Cuida tus hábitos, porque se convertirán en tu destino", decía Gandhi, en una buena recopilación de ámbitos necesarios de cuidar cuando se piensa en cuidarse.

Por otro lado, "cuídate" es una de las palabras más usadas en estas últimas décadas al despedirse, además de ser una exhortación frecuente en las relaciones de compañerismo. Refleja un buen deseo de bienestar, de equilibrio, de atención saludable a uno mismo, de no excederse en una vida hiperactiva y no descuidarse sin conciencia. Pero puede reflejar también el nacimiento de un aspecto cultural nuevo que deje de lado la dimensión solidaria, el altruismo, el sacrificio por los demás y desembocar en una autocomplacencia superficial apoyada en pseudopropuestas de autoestima más egocéntrica que saludable. Necesitamos buscar el equilibrio.

47. Bermejo, J. C., *Introducción al counselling*, Sal Terrae, Santander 2011.

Cuidarse a sí mismo no es una novedad como propuesta ética. No es solo una conquista reciente. Frases exhortativas directas, las encontramos en la sabiduría judía que contiene la misma Biblia. San Pablo, al escribir a Timoteo (1 Tm 4, 16) dice claramente: "Ten cuidado de ti mismo". Lucas, en el libro de los Hechos también dice: "Tened cuidado de vosotros" (Hch 20, 28). No son cosas de las últimas décadas. Como propuesta, tiene solera y es bien noble.

Se insiste en cuánto la baja autoestima pueda ser causa de problemas sociales y personales, así como en la oportunidad de cultivar buenas dosis de autoestima para vivir sano y feliz, satisfecho con uno mismo. Son muchos los aspectos vinculados (discutidos también) con una baja autoestima y que tienen relevancia alta: el suicidio, la delincuencia, el fracaso escolar, el embarazo adolescente no deseado, problemas alimenticios, conductas de malos tratos, etc. También todo esto reclama este mismo desafío de cuidarse.

Quizás la cultura gaseosa en la que nos estamos instalando, fácilmente acomodaticia (más que el líquido aún –de Bauman–) a mensajes vestidos de novedosos, pero a veces superficiales y pasajeros, está pidiendo una reflexión mayor sobre categorías como la autoestima y el autocuidado.

Una superficial autocomplacencia puede instalarse en los discursos sobre autopercepción y autocuidado. Podemos olfatear un bienestar emocional hasta encontrar el rico maná de la autocomplacencia que se convierte en droga que mata la conciencia de la propia vulnerabilidad y el ejercicio de la humildad, así como la cultura del esfuerzo.

El necesario cuidado de sí mismo, la necesaria atención a uno mismo tiene también el riesgo de la exculpación: protegerse de la propia responsabilidad y sacar fuera la amenaza y la causa del eventual malestar. Nadie quiere perder y aceptar humildemente la fragilidad. Somos todos un poco como los políticos en esas escenas postelectorales en las que nadie ha perdido, todos han ganado como querían.

El genuino autocuidado no tiene que ver con la autocomplacencia sino con la autopreservación y el equilibrio en el manejo de los propios pensamientos, sentimientos y conductas, como también en la gestión del tiempo con uno mismo y con los demás. Aprender a decir que no para ser asertivos (uno de los significados más espontáneamente evocados) no puede ser el camino del desentendimiento con el mal ajeno y la oportunidad de llevar una vida de cuidado al prójimo.

La autocomplacencia narcisista es caldo de cultivo de la ausencia de espíritu crítico aplicado a uno mismo, falta de autoanálisis (conocimiento preciso y honesto de uno mismo) y la consiguiente reticencia o negativa a aceptar críticas y observaciones de los demás, aunque sean acertadas y justificadas.

En las organizaciones, una de las lamentaciones más facilonas, está constituida precisamente por limitarse a subrayar cuán poco es uno comprendido y reconocido por "los de arriba" (padres, educadores, jefes, coordinadores...). Termina siendo muy superficial ponerse a uno mismo como ejemplo, medida y patrón de todos los demás, aunque en efecto uno no esté aportando aquello que dice que tendrían que aportar los demás.

Será saludable que nos empecemos a decir también: "cuídame", "cuídale", en particular a quien más necesita. Tenemos el desafío de no convertir el autocuidado en hedonismo ni en sequedad de solidaridad.

No solo tenemos que buscar el equilibrio entre hacer y descansar, entre trabajar y vivir el ocio y la contemplación, sino también el equilibrio entre cuidarse y cuidar. En las organizaciones no será suficiente la lamentación por la falta de cuidado de arriba abajo (cuando esto puede convertirse incluso en una rutina de refuerzo), sino que será oportuno "cuidar al jefe", cuidar las relaciones y los comentarios, cuidar al más frágil (entre todos), cuidarse de no promover relaciones destructivas, cuidarse de no "matar al padre" en términos psicoanalíticos, o al que me genera menos simpatía, para no perder los aspectos ricos que cada persona aporta en los grupos.

El autocuidado narcisista genera vanagloria. Pablo de Tarso, escribiendo a los habitantes de Filipo, les decía: "Nada hagáis por rivalidad, ni por vanagloria, sino con humildad, considerando cada cual a los demás como superiores a sí mismo, buscando cada cual no su interés sino el de los demás" (Flp 2,3-4). Esta mirada pendiente del otro, no solo de sí mismo, es saludable. El autocuidado no puede llevarnos a una inconsistencia vital, dinámica, valórica. La pasajera exaltación de la autonomía está dando paso a la búsqueda del equilibrio con la beneficencia y la justicia.

La propuesta del autocuidado no puede ser solo un camino de liberación de cargas. San Pablo, rico en lenguaje exhortatorio, dice a los Gálatas: "Llevad los unos las cargas de los otros" (Ga 6, 2), y a los Efesios: "Sed más bien buenos entre vosotros, entrañables, perdonándoos mutuamente" (Ef 4, 32).

Fue Freudenberger en 1974 quien empezó a interesarse por este "síndrome del quemado", un claro exponente de las fases avanzadas del estrés profesional, que se puede dar en personas que trabajan con personas en situación de necesidades y demandas. Es el caso de las personas que cuidan de otras personas.

Han sido importantes los esfuerzos por medir este síndrome, comenzando por el conocido cuestionario MBI de Cristina Maslach.[48]

El clima de insatisfacción, la personalidad del ayudante, las altas demandas en situaciones complejas, el fracaso de un número a veces importante de procesos en relación a elevadas expectativas, las condiciones de trabajo y la misma naturaleza de este, son algunas cuestiones que intervienen como factores que aumentan la vulnerabilidad a este síndrome del cuidador o *burnout*, sin olvidar la personalidad y la formación y espiritualidad propia de los agentes de ayuda.

En contextos donde se viene hablando con insistencia sobre humanización, es obvio que este tema ocupa un espacio. Se diría que existe una clara sensibilidad al riesgo del desgaste profesional y se activan acciones formativas tendentes a la comprensión del fenómeno. En menos ocasiones, se realizan actividades formativas que buscan también el empoderamiento en estrategias de prevención y abordaje del mismo incidiendo en el aumento de competencias de manejo de situaciones complejas, así como de competencia emocional para la vulnerabilidad del cuidador, sanador herido.

Estamos asistiendo también a nuevos intereses por el tema de la fatiga del cuidado[49] o fatiga por compasión (Figley), ese precio que tiene el comportamiento empático del cuidador. Esta fatiga se traduce en una serie de conductas y reacciones emocionales derivadas de conocer un evento traumático experimentado por otra persona con la que se cultiva un vínculo significativo.

---

48. http://estadisticando.blogspot.com/2016/04/escala-maslach-burnout-inventory-mbi.html

49. MORTARI, L., *Filosofia della cura*, Raffaello Cortina Editore, Roma 2015, 215.

Tiene que ver con la traumatización vicaria, es decir con los cambios cognitivos que se producen debido a la exposición prolongada al trauma de otra persona y que generan lo que también se conoce como estrés postraumático secundario.

La fatiga por compasión se relaciona con el coste emocional que tiene para el cuidador preocuparse por el sufrimiento de sus pacientes.[50] Sería el agotamiento físico, emocional y espiritual causado por ser testigo y absorber el sufrimiento de otros al tener una orientación personal empática. El riesgo de sufrir fatiga por compasión está directamente relacionado con la actitud empática del cuidador.

Si de moda se tratara, hemos de actualizarnos. Digamos que ya basta de aprovechar el estudio de este importante problema del impacto del sufrimiento en el cuidador y del riesgo del *burnout* sin considerar otros aspectos vinculados con la cara positiva del comportamiento solidario, de ayuda.

Es, pues, hora de subrayar más la importancia del tema de *la satisfacción por compasión (Figley) y el disengagement o ecpatía*[51]. Es hora de hacerlo porque corremos el peligro de hablar tanto de *burnout* que nos instalemos así en actitudes moralizantes contra el sistema, la organización del trabajo, las condiciones laborales (mirada superficial al fenómeno del *burnout*), sin apelar a las miradas no solo compensatorias, sino constructivas. Ni comodidad para el diagnóstico del malestar emocional, ni pasividad ante dinamismos positivos y posibilistas de refuerzo y

50. Arribas-García, S., Jaureguizar Alboniga-Mayor, J. y Bernarás Iturrioz, E. 2020. Satisfacción y fatiga por compasión en personal de enfermería de oncología: estudio descriptivo y correlacional, en *Enfermería Global*. 19, 4 (sep. 2020), 120–144.

51. González de Rivera, J. L, Empatía y ecpatía, en *Avances en Salud Mental*, Vol. 4, núm. 2, julio, Bilbao 2005.

referentes de caminos equilibrados de gestión del estrés laboral y del precio de cuidar.

La satisfacción por compasión es el sentimiento de logro derivado de los esfuerzos realizados para ayudar a otra persona. Esta capacidad recae en la habilidad de la persona de reconocer sus límites y responsabilidades, ajustando las expectativas de ayuda y de logro.

La *ecpatía* es un nuevo concepto, complementario de empatía, que permite el apropiado manejo del contagio emocional y de los sentimientos inducidos. De alguna manera es un ingrediente del equilibrado proceso empático, aunque algunos digan que es el polo opuesto a la empatía. Sería un proceso voluntario de exclusión de sentimientos, actitudes, pensamientos y motivaciones inducidas por otra persona, no como sinónimo de apatía, sino equivalente a un proceso mental voluntario por el cual podemos, de forma voluntaria, excluir o dejar de lado los sentimientos y las emociones que nos transmite una determinada situación que vive otra persona para mantener un sano equilibrio en la implicación emocional con el que sufre. Con la *ecpatía* regulamos deliberadamente el contagio emocional.

La satisfacción por compasión es el placer que uno siente por desempeñar bien su trabajo y ser capaz de contribuir al bien social.[52] Constituye un elemento protector de la fatiga de compasión y, para muchos, si una persona experimenta alto nivel de satisfacción por compasión, es muy improbable que experimente *burnout*.

El elemento más vinculado con la satisfacción por compasión es el hecho de que la mayor parte de las personas que eligen

52. Bermejo, J. C., *Humanización y counselling. Algunas cosas nuevas*, Sal Terrae, Santander 2022, 93.

profesiones de ayuda lo hagan como algo vocacional. Un tema abandonado más recientemente, vinculado con las motivaciones intrínsecas, el espíritu altruista y servicial. Igualmente, los estilos de apego seguro (según las teorías de Bowlby) proporcionan recursos para enfrentarse a situaciones estresantes de forma más constructiva y previenen el *burnout*. En el apego seguro, el modelo mental sobre uno mismo y sobre los demás, es positivo. Se caracteriza por una elevada autoestima, una confianza en uno mismo y en los demás, disminuyendo así problemas relacionales evitables.

Profesiones altamente demandantes desde el punto de vista emocional requieren actitudes no solo negativas y reivindicativas, en lo que a veces ha caído el discurso sobre el *burnout*, sino personas positivas que mantienen vínculos adecuados, de compromiso altruista, saludables emocionalmente para saber distanciarse, gozosas por la solidaridad que dispensan en forma de compasión que hace bien al prójimo y produce satisfacción a uno mismo. Capaces de disfrutar de poder ayudar, preparadas tanto para implicarse y vibrar con el sufrimiento ajeno, como para separarse y vivir en clave positiva. El desafío es regular la distancia en la implicación[53], o logrando la "justa distancia" a la que se refería Ricoeur.

La satisfacción por compasión y la fatiga por compasión pueden coexistir. La satisfacción por compasión aumenta la capacidad para soportar el estrés traumático, por lo que constituye un factor protector frente a la fatiga por compasión, pero no impide su aparición ni niega la vulnerabilidad del ayudante.

---

53. Domingo Moratalla, A., *Homo curans. El coraje de cuidar*, Encuentro, Madrid 2022, 40.

Recuperar discursos basados en la conducta genuinamente compasiva, discursos que inviten a vivir en clave virtuosa las relaciones de ayuda, explotando el potencial de bondad que los profesionales de la ayuda llevamos dentro, equilibrando el impacto vicario del trauma, sabiendo restablecer la distancia adecuada tras la genuina implicación, es un desafío para fomentar la satisfacción por compasión en el cuidado. Permite ser más feliz haciendo el bien, ayudando con comportamientos compasivos, sin morir en el intento.

Si una causa de deshumanización en contextos de *counselling* y relación de ayuda es el síndrome del *burnout*, una causa de humanización será cultivar vínculos y actitudes que desarrollen la satisfacción por compasión y la sana regulación de la implicación con el sufrimiento ajeno en las relaciones de cuidado[54]. Un mundo más humano es posible no solo por el camino de la lamentación de lo quemados que podamos estar, sino también por el cultivo de una vocación genuina a la ayuda.

En cuidar nos va la vida

El énfasis en el cuidado y el autocuidado, al que asistimos desde diferentes espacios odiernos, nos puede llevar a cuidar los espacios, hacerlos más amables, humanizar la arquitectura, particularmente la que está llamada a acoger enfermos, consultas, realizar pruebas diagnósticas y terapéuticas.

Los diferentes planes de humanización de la asistencia sanitaria están subrayando la importancia de cuidar el trato, de impregnarlo de respeto a la dignidad intrínseca de todo ser humano, de cualificarlo con genuina empatía terapéutica.

54. Bermejo, J. C.; Villacieros, M.; Martínez, P., *Humanizar la asistencia sanitaria*, Desclée De Brouwer, Bilbao 2021.

Pero nos damos cuenta también de que en el haber sido cuidados, en particular en el origen de la vida, nos ha ido la misma vida. Somos porque fuimos cuidados, y mucho. Nos cuidaron antes de nacer, nos cuidaron en nuestra grandísima fragilidad inicial, característica particular de los primeros estadios de la vida humana. Hasta ponernos en posición erguida, fuimos cuidados enormemente, en todas nuestras necesidades básicas. Nos hicimos en el proceso de ser cuidados, con una receptividad y una personalidad individual, específica.

Pero la vida que nos va en el cuidado y en el autocuidado, es más que la biológica. El mensaje del precioso texto del Juicio Final, nos presenta la densidad de cada gesto de cuidado, su valor último. A la vida eterna, a la vida con sentido, a la vida en Dios, a la vida libre de sufrimiento, se accede por el camino del cuidado y de la respuesta compasiva ante las personas que necesitan para vivir de la atención de otros. "Tuve hambre y me disteis de comer..." tiene un valor radical, definitivo, eterno. En el servicio, nos va la vida, en la premura nos hacemos gozosos de la presencia de Dios.

Como ha notado Iván Illich en *Némesis Médica* "la medicina occidental, que ha insistido en separar su poder de la ley y la religión, ahora lo ha expandido más allá de todo precedente. En algunas sociedades industriales la etiquetación social se ha medicalizado hasta el punto en que toda desviación ha de tener una etiqueta médica. El eclipse del componente moral explícito en el diagnóstico médico ha dotado así de poder totalitario a la autoridad asclepiádea"[55]. Los hospitales, sigue diciendo Illich, se convierten en monumentos de cientificismo narcisista.

55. ILLICH, I., *Némesis médica*, Editorial Joaquín Mortiz, SA México DF, 1978.

La empresa técnica del médico reclama un poder libre de valoración o amoral. La realista y valiente crítica de Illich a la medicina nos invita a verla también en términos de patógena, generando yatrogenia en diferentes sentidos, tanto en clave de enfermedad como yatrogenia social.

Los hallazgos empíricos de las neurociencias convergen en el punto de que somos, por naturaleza, *homo emphaticus,* en vez de *homo lupus*. La cooperación está programada en nuestros sistemas nerviosos. Sería oportuno ver cómo perdemos nuestra capacidad de cuidar, nuestra humanidad.[56]

La célula más básica de convivencia social y de organización en la historia de la humanidad es la familia. Se basa en una alianza de fidelidad que raramente se evoca como una fidelidad al cuidado recíproco y al cuidado de la relación. La promesa de ser fiel, realizada públicamente y como sacramento para los cristianos, se concreta: "en la salud y en la enfermedad, todos los días de mi vida". Ser fiel en la enfermedad es un compromiso de cuidado, de atención.

"El primer contrato social es un 'pacto de cuidados', de apoyo mutuo, en la medida en que nuestra humanidad se construye sobre la vulnerabilidad".[57] La interdependencia es un valor procedente de las relaciones humanas. Ningún ser humano ha sido independiente, soberano, autodeterminado. Dependemos estrictamente de los demás, y no solo de nuestra familia cuando somos pequeños, sino a lo largo de toda nuestra vida. El cuidado es, de este modo, la forma en que los seres humanos

56. Domingo Moratalla, A., *Homo curans. El coraje de cuidar*, Encuentro, Madrid 2022, 79.

57. Liedo, B., Ausín, T., Tomar los cuidados en serio, en: *Iglesia viva*, 288, 2021, 14.

salvamos la distancia entre nuestra naturaleza incompleta y vulnerable y las condiciones de una vida digna.

En realidad, podemos elogiar la familia como espacio de cuidado fiel. No solo hay cuidados paterno y materno en el nacimiento y el desarrollo evolutivo, sino que, con el enfermar, y en particular, con el llegar a situaciones de dependencia asociada al envejecimiento, son innumerables los "cuidadores informales", así llamados –debida o indebidamente–. En los tiempos que corren, por otro lado, los ingresos hospitalarios se han reducido, debido al desarrollo tecnológico, de manera que mucho del rol de cuidar en la enfermedad ha pasado del mundo institucionalizado y profesional al mundo original: a la familia.

Un añadido que merece particular atención es el mundo de la discapacidad, la enfermedad mental, el deterioro cognitivo y el duelo. Un ingente despliegue de cuidados se produce en los vínculos familiares, que son los fundamentales para realizar procesos curativos y de sostenimiento de la vida, así como también procesos rehabilitadores y de acompañamiento en el morir y en el sufrimiento por la muerte de un ser querido.

Así, la dimensión política del cuidado nace en esta conciencia de necesidad de apoyo recíproco. "Si nos tomamos el cuidado en serio como punto de partida de nuestras teorías sociales y políticas, este ofrece una alternativa al paradigma del fundamentalismo de mercado que impera actualmente. Los seres humanos vivimos en relaciones mutuas de cuidado.[58]

58. Tronto, J., La democracia del cuidado como antítodo frente al neoliberalismo, en AAVV., *El futuro del cuidado. Comprensión de la ética del cuidado y la práctica enfermera*, Col.legi Oficial d'infermeres i infermers de Barcelona y Ediciones San Juan de Dios, 2017.

Cuidar la relación

Uno de los espacios más urgentes en el cuidar es ese mundo de relaciones de calidad, de vínculos de soporte recíproco y, en particular, las relaciones de ayuda que nos prestamos mediante la atención y la escucha, que promueven la hospitalidad narrativa.[59] Cuidando este mundo relacional, nos cuidamos a la vez que cuidamos. Y, como es obvio, también es un desafío el cuidado de la relación en las profesiones que cuidan para intentar curar.

La escucha es realmente un invento del hombre o una capacidad que aún no hemos descubierto en toda su potencialidad, pero hace milagros sanadores. A ella se refiere numerosas veces el documento final del Sínodo sobre la Sinodalidad de 2024: escuchar a las víctimas, a los niños; los presbíteros que escuchan, escuchar al hacer teología; la escucha como eventual ministerio...

De diferentes maneras somos interpelados a desarrollar competencias específicas para hacer de la escucha un servicio competente. No basta la buena intención. Hay tiempos en los que la necesidad de ser escuchados lo es de una escucha competente, de alguien que se haya entrenado en acompañar, en acoger, en saber generar las coordenadas actitudinales y usar las competencias blandas[60] en suficiente grado como para que la escucha sea eficaz.

En efecto, hay muchas personas que necesitan con urgencia ser cuidadas a través de este servicio de escucha para afrontar sus sufrimientos, para zurcir los rotos que el duelo ha generado

---

59. Domingo Moratalla, T.; Feito, L., *Bioética narrativa*, Guillermo Escolar, Madrid 2013, 166.
60. Bermejo, J. C.; Villacieros, M.; Martínez, M. P, *Humanizar. Humanismo en la asistencia sanitaria*, Desclée De Brouwer, Bilbao 2021.

en su corazón y sanar. Quienes son bien atendidos, por ejemplo, en los Centros de Escucha que han surgido, después afirman que estaban "muertas" y han resucitado, que su "herida" se ha curado.

La escucha tiene el poder de sacar a la luz la vida que enterramos en las tinieblas del miedo a ser juzgados. La escucha libera de la soledad emocional en la que nos morimos cuando no somos capaces de compartir lo que atenaza nuestro corazón. La escucha ilumina los oscuros senderos que hemos construido con nuestros pensamientos irracionales, dando con ellos alimento a los sentimientos que tanto nos hacen sufrir secretamente.[61] La escucha ensancha los pulmones a quien se ahogaba en su propia respiración contenida. La escucha relaja los músculos de la rigidez de lógicas que no nos dan paz en el alma.

La escucha no es cualquier cosa. En efecto, el término español "oír" deriva del latín *audire* que significa percibir los sonidos por el oído. En cambio, la palabra escuchar proviene del latín *ascultare* y denota oír con atención, prestar atención a lo que se oye.

La escucha es un esfuerzo de alteridad intensa; es el opuesto complementario del habla, y requiere una apertura existencial importante, que facilita un acercamiento al otro en su totalidad bio-psico-socio-cultural-espiritual e histórica.[62]

La escucha es esa linterna que permite iluminar la piedra en la que se puede caer o en la que se ha caído y se quiere retirar

---

61. Bermejo, J. C., Tiempo de escucha, escucha del tiempo, en: Bellella, A. (Ed.), *Somos relación, somos en relación. Una mirada interdisciplinar al abanico de relaciones de la vida consagrada*, Claret, Madrid 2020, 213.
62. Joaqui Robles, D., Ortiz Granja, D. N., La escucha como apertura existencial que posibilita la comprensión del otro, *Sophia, Colección de Filosofía de la Educación, 2019/27,* 187-215.

del camino. La escucha es ese ungüento que alivia las durezas generadas con el tiempo en zonas no acariciadas. La escucha es ese aceite que engrasa el mecanismo de la relación cuando se siente vergüenza por la propia historia. La escucha es ese pincel que vuelve a dar color al cuadro de la propia vida que se había vuelto blanco y negro. La escucha es esa varita que da el toque de magia entre dos personas que son capaces de encontrarse íntimamente y generar salud. La escucha, por todo esto, sana. Cuidarla es fundamental.

Quien cuida la escucha regala la propia persona al otro, su interés por él sin condiciones. Quien escucha acaricia y reconoce la dignidad de quien tiene ante sí. Quien escucha juega con todos los sentidos alrededor de una vida ya escrita, deseada de ser leída y aventurada a continuar escribiéndose. Quien escucha se mete en el hermoso lío de encontrarse de verdad con los demás y... consigo mismo reflejado. Porque, al ayudar a empalabrar la realidad ajena, nos empalabramos también nosotros en nuestro *sufriculum*, en nuestra realidad sufriente y no solo heroica. Como si el otro pusiera palabras a lo que también a nosotros nos puede estar pasando y haciendo sufrir.

"El diálogo tiene el carácter de estancia, morada, lugar que acoge, cobija y resguarda"[63]. Para Gadamer, el diálogo tiene un estatuto mucho más radical que el de una simple conversación o el de una negociación entre pares. Es el mundo de la responsabilidad dialógica. Agustín Domingo Moratalla evoca también la necesidad de cuidar el diálogo en la sociedad de la información; no de manera romántica o idealista, sino como es propio de un

63. Domingo Moratalla, A., *El arte de cuidar. Atender, dialogar, responder*, Rialp, Madrid 2013, 223.

humanismo dialógico, que reconoce la importancia del dejarse transformar, interpelar y comprometer por el encuentro.

La escucha es el arte de ejercer la humildad en relación al propio criterio o percepción del otro, la posibilidad de descubrir algo nuevo, de poner luz en algo tenebroso, de nacer o renacer en el otro, para el que podemos volver al ser o empezar a ser alguien. Me uno a aquella expresión tan fuerte de Carl Rogers: "Si un ser humano te escucha, estás salvado como persona". Me uno a cada vez más personas que me dicen que, gracias a haber escuchado a otros, han visto cómo "estaban muertos y han resucitado". Y una vez más me uno también a Zenón de Elea: "Recordad que la naturaleza nos ha dado dos oídos y una sola boca para enseñarnos que más vale oír que hablar".

Dejarse cuidar

En algunas personas se produce un importante cambio al pasar del rol de cuidador al de ser cuidado. Sí, muchos nos pasamos mucho tiempo hablando, exhortando, poniendo en valor lo que significa cuidar y proponiendo modos de hacerlo humanizados. Otros se pasan mucho tiempo cuidando a menores o mayores, enfermos o personas con discapacidad... Y a estos "cuidadores" que a veces se identifican muchísimo con este rol, también les puede llegar la hora de "ser cuidados" por otros.

Cuidar a los demás es, simultáneamente, una experiencia que comporta, por un lado, la dureza y sacrificio que exigen cuidar, y, por otro, los hechos y efectos positivos y gratificantes que se plasman en lo concreto y en lo vital. Así lo expresan la mayoría de las personas que cuidan: a la vez que narrar el esfuerzo que comporta, muchas narran también los beneficios y gratificaciones que reciben al desplegar el rol de cuidador.

Muchas expresiones espontáneas avalan el miedo a ser una carga. Hay personas que en su vida son capaces de sacrificarse por los demás, de cuidar a otros casi sin límite, hasta el punto de negarse a sí mismo muchos deseos, con tal de cuidar a los propios seres queridos. Sin embargo, sucede también que uno de los principales miedos confesados explícitamente es precisamente el de ocupar el lugar de la persona cuidada.

El miedo a dejarse cuidar se puede decir que es, en las personas mayores, por ejemplo, el miedo a la dependencia, al no poder autovalerse y tener que depender de otros para realizar las actividades de la vida diaria. Es miedo a ser una carga para los hijos o cónyuge o personas con las que se ha convivido durante la vida.

Junto a este miedo, se pueden situar también los miedos a déficits sensoriales, como perder la visión o la audición y los miedos relacionados con la movilidad, como estar postrado o tener que usar ayudas técnicas como bastón o andador. Los cambios en la funcionalidad se pueden dar por dificultades a nivel físico o a nivel mental. Y otro gran temor o "fantasma" es el de la pérdida de la memoria y la capacidad de decisión, lo que conlleva a tener que delegar algunas actividades instrumentales de la vida diaria como la conducción del coche, el manejo del dinero, de la medicación, etc.

A pesar del temor a la dependencia y al hecho de tener que ser cuidado, la vida impone sus leyes y, muchas personas tienen que pasar por el "ser cuidados" en la dependencia asociada al envejecimiento y a la enfermedad. Una experiencia que no es nueva: todo ser humano ha sido dependiente y cuidado durante los primeros años de desarrollo. Una dependencia máxima. Una vulnerabilidad muy superior a las otras especies. Pero la consciencia nos hace diferentes al resto de los animales.

Dejarse cuidar, por otro lado, es dar a los demás la oportunidad de desplegar el rol de cuidador, la solidaridad y la gratuidad en aquello que, aunque a veces se paga, tiene además un gran valor, no solo un precio. Es ahí donde, en los procesos de cuidado, algunas personas experimentan la gran novedad de lo gratuito, de lo que no se paga con dinero, del modo como se prestan las atenciones necesarias y los "pluses" de humanidad que se viven al experimentarse humanamente cuidado.

Dinámicas de egoísmo, narcisismo, estilos de vida muy independiente, así como contemplar los sacrificios y renuncias que comporta a las personas la dedicación al cuidado, pueden aumentar en algunas personas la dificultad para dejarse cuidar. Diríamos que todos tenemos la experiencia de haber sido cuidados; sin embargo, no todos han desarrollado a lo largo de la vida la disposición a dejarse cuidar, a contar con los demás, a reconocerse sanamente interdependientes, a tener el coraje de pedir ayuda...

Algunas personas, por otro lado, han hecho del valor de cuidar, el sentido de su vida. Han consagrado su vida al cuidado. Es el caso de algunas personas célibes, religiosos, religiosas, laicos entregados a la causa de atender a otros en proyectos sociales, sanitarios, educativos. Una vida definida mucho por el rol de cuidador, puede verse particularmente truncada cuando cambian las coordenadas y es uno mismo el que tiene que someterse a ser cuidado. Por eso, no es de extrañar procesos de depresión asociados a estos cambios.

La resistencia a ser atendido la recogen también los textos sagrados. En la Biblia encontramos a la figura de Pedro, uno de los discípulos de Jesús, quien, al ir este a lavarle los pies, presenta resistencia según el relato. "¿Tú lavarme los pies a mí?" (Jn 13, 6)

La frase, no solo recoge esta dinámica psicológica de resistencia, sino también el valor de dejarse cuidar y ser servido, no solo el valor de cuidar y servir.

Nada fácil alcanzar este punto: el de disfrutar también de ser cuidado, sobre todo cuando el cuidado es percibido de manera gratuita o altruista, porque, al fin y al cabo, cuando el cuidado se paga, ha entrado en otra dinámica: la del deber, la que hemos seguido en diferentes momentos de nuestra vida: "Me debes atender porque te pago".

Ser cuidado, dejarse querer, dejarse ayudar, constituye un reto para vivir con sentido en muchos momentos de la vida, especialmente en situaciones de gran dependencia. Ser cuidado es, por otro lado, una buena oportunidad para llevar una vida activa en cuanto a la vivencia de los mismos valores que cuando cuidamos a otros, solo que conjugados los verbos en otra forma: en pasiva. Así también se humaniza y se construye un mundo mejor.

Quizás sea esta la tarea fundamental del ser humano. La de tender hacia ser realmente persona, persona en relación, capaz de encontrarse con los demás en la vulnerabilidad y acompañarles a ser personas también en medio de la "estación oscura de la vida". Curado cuando es posible, cuidado, aliviado, consolado, acompañado, siempre.

3

La estética del cuidar

Como estudioso y apasionado por San Camilo de Lelis, gran innovación en materia del cuidado en el mundo de la salud, en el siglo XVI en Italia, he podido absorber el cuidado como obra de arte.[1] La idea de que cuidar es una obra de arte y no solo un deber ético, representa un atractivo singular y aumenta la posibilidad de vivir la grata satisfacción de atender a las necesidades de los demás. La estética del cuidado es ética de la acción valiosa ejercida con naturalidad.

El principio de humanización se expresa también en la belleza. Porque la verdadera belleza, que es profunda, atenta, delicada, es una prueba resplandeciente del valor de la persona, de cada persona, una huella indeleble de la dignidad humana que logramos honrar con el cuidado humano.

Cuidado holístico

El cuidado, en sí mismo, es bello. "La armonía infunde paz porque restablece el equilibrio, y el dolor se vive como una herida interna que ha de ser restañada. Las heridas en el corazón

1. Pronzato, A., *Todo corazón para los enfermos. Camilo de Lelis*, Sal Terrae, Santander 2020.

solo las cura la paz, y la paz emerge del orden. Ese es el poder de la belleza".[2] Cuidar es bello, a la vez que embellece, cuando el ser humano es visto en su multidimensionalidad, de manera integral, no reductible a una dimensión donde experimenta carencia y necesidad de cuidado.

Estamos en la era de lo integrativo o nada. El cuidado, el que integra el curar, es holístico o queda desfasado. El cuidado es integral o no es natural. Ponemos conceptos e ideas de moda y las aprovechamos mientras evolucionan. Quizás parcialmente. Avanzamos y retrocedemos en la mirada holística a la salud, mirada que compromete individual y colectivamente a vivirla también como tarea, como biografía de la que se hace experiencia personal y comunitaria. Lo holístico también afecta a los grupos y niveles de atención: o nos coordinamos o permanecemos archipiélagos fragmentados.[3]

El concepto de atención integral o integrada no tiene un único significado. "La expresión "atención integrada" y otras muchas relacionadas, como "atención compartida", "atención sin barreras", "atención centrada en el paciente", "atención transmural", "sistema de atención sanitaria integrada", etc., no tienen significados unívocos, ni para los diferentes autores en los diversos contextos en los que se están promoviendo. Estamos ante un área de conocimiento naciente y multidisciplinaria, aún carente de delimitaciones precisas".[4] Una visión holística de la salud requiere abordajes integrados de la atención, así como el desarrollo de la

---

2. Boch, M., *El poder de la belleza*, EUNSA, Pamplona 2012, 16-17.
3. Bermejo, J. C., *Holismo en evolución*, en: "Humanizar", 198, 2025, 28-29.
4. Nuño Solinís, R., *Exploración conceptual de la atención integrada*, en: Bengoa, R., Nuño Solinís, R., *Cuidar y curar, Innovación en la gestión de enfermedades crónicas: una guía práctica para avanzar*, Elsevier, Barcelona 2008, 31.

intersectorialidad. Se hace necesaria la integración de diferentes niveles, como el local, nacional e internacional para responder a las necesidades de las comunidades. Igualmente, es necesaria, para una atención integral, la continuidad de la atención, como modo en que el paciente experimenta la coherencia y conexión de la atención a lo largo del tiempo, y es el resultado del flujo de información, habilidades interpersonales y coordinación de la atención.

La salud holística no es solo aquella que considera todas las dimensiones de la persona: física, mental, emocional, relacional, valórica y espiritual. Pienso en la medicina holística no solo como aquella que busca tratar tanto el cuerpo como la subjetividad, lo social y lo espiritual. Para mí, estas son las primeras acepciones del concepto holismo, como una reacción frente al riesgo de la biologización de las miradas en salud, particularmente desde el modelo imperante que aborda la enfermedad como un problema estrictamente biológico, limitando su causalidad y evolución a una cuestión físicoquímica.

La noción de enfermedad no es una cuestión baladí. Ni tampoco lo es la idea que manejamos de ella, consciente o inconscientemente. Si se trata solo de un malfuncionamiento orgánico, de las estructuras, bioquímico, de una invasión de células destructivas, la respuesta que daremos en las profesiones de salud irá por el camino de la veterinaria de cuerpos humanos, buscando el mero arreglo de las disfunciones.

Pero es cierto que los conjuntos sociales elaboran representaciones prácticas tendientes a explicar el proceso salud-enfermedad, en el que se pone más o menos en relación lo biológico y lo social. En función de estas representaciones, así se articulan los *currículos* de las carreras biomédicas. La aportación de la OMS, con su famosa definición de salud que integra el bienestar bio-psico-social, fue un paso importante por su consideración de los aspectos no meramente biológicos. Pero se nos ha quedado insuficiente. Cada vez más insuficiente porque, mientras caminamos hacia adelante con ciertas miradas y provocaciones humanizadoras, caminamos también para atrás, con la atención muy centrada y –diríamos, arrogante– hacia la colonización tecnocrática en las interacciones profesionales en salud.

El enfoque que introduce la psicología en la medicina para explicar la salud y la enfermedad posibilita una mejor comprensión del sujeto; integra otras esferas, además de la biológica, y reconoce la existencia de estructuras mentales que afectan mucho al conjunto multidimensional del individuo. Esto implica entender la enfermedad no como una realidad ligada solamente a la anatomía y a la fisiología (cuerpo físico), sino en relación con una dimensión psíquica, susceptible de enfermar y que tiene características propias y diferentes de las biológicas y que, por lo tanto, requiere un manejo semiológico y terapéutico.[5]

Durante el siglo XIX aparece una dimensión que hasta ese momento no había sido relevante, la vida social del individuo, la cual adquiere un papel importante en el origen de la enfermedad. Esta visión surge básicamente de los cambios sociales producidos en Europa a partir del impacto de la industria sobre la sociedad y sus implicaciones en el surgimiento de las enfermedades profesionales, así como la intensificación de la conciencia de clase. La ciencia médica es, en su ser más íntimo, ciencia social, y mientras esta significación de su realidad no le sea reconocida, no llegaremos a gozar de sus frutos, y habremos de contentarnos

5. Illich, I., *Nemesis medica. La expropiación de la salud y otros escritos*, Barral, Barcelona 2018.

con su cáscara. La naturaleza social de la medicina está fuera de cualquier duda.

Solo unos pocos, más recientemente, han recuperado, de una manera totalmente nueva, la mirada a los vínculos entre salud y espiritualidad. Algunos investigadores hacen el esfuerzo por operativizar su mirada, construyendo instrumentos de diagnóstico de necesidades espirituales de los enfermos, nombrando síntomas y recursos espirituales, categorizando el concepto de sufrimiento espiritual y desafiando a adquirir suficiente competencia espiritual en las profesiones de salud para una atención holística.

Cuidar holísticamente pasa por empalabrar el *sufriculum*. Los pocos aficionados a la reflexión filosófica dentro del mundo de la salud, que trabajan en la identificación de los valores que orientan la alianza terapéutica o que se dan cita frecuentemente en conflicto en los procesos de salud, también están dando espacio a la medicina narrativa.

Si nos hubiéramos olvidado de la experiencia subjetiva del enfermar, es decir, el hecho de que el ser humano sufre en todo su ser, es el momento de integrarlo. Los profesionales de la salud y los fines de la medicina han de tener también, en su foco de atención, el sufrir humano. Porque hay un sufrimiento que tiene fundamento en el dolor y otros síntomas que producen displacer, pero hay otro sufrimiento que no se vincula directa y aparentemente con una causa biológica. También la medicina ha de paliar y acompañar para que formas de sufrir no se conviertan en causas de enfermar.

Recuperar la retórica y la competencia narrativa es un desafío de las facultades de ciencias biomédicas.[6] Porque con la escucha activa y con la palabra oportuna y competentemente utilizada, se

6. SCHWEITZER, A., *El hombre y su obra,* Editora General Fabril, 1964.

refuerza el vínculo, aumenta la adherencia, se realizan oportunos diagnósticos, se consuela y motiva para una vida sana y saludable.

Una sanidad que mire la salud de manera holística habrá de revisar los *currículos* de los pregrados de las profesiones; en particular el creditaje reconocido a los conocimientos, habilidades y actitudes propios de las relaciones de ayuda eficaces[7], las que permiten adquirir competencias blandas: relacionales, emocionales, éticas, espirituales y culturales. Y ahí, aparecerá el *holos* también del profesional, como sanador herido al que también hay que mirar de manera integral.

Hay cada vez más personas que reclaman una mirada global en un sentido planetario. El aleteo de una mariposa en un lugar afecta al mundo entero. Un virus que muta en un rincón del planeta tiene potencial destructivo inimaginable. Una vacuna puede ser inútil si no alcanza suficientemente a distintos rincones del planeta. La seguridad social de acceso universal atiende a un "universo" que suele estar bien marcado por las fronteras y vínculos de vecindad y de identidad territorial. No hay, claramente, una mirada holística, planetaria, a la salud.

La situación de pobreza incide directamente en el sector salud. Las desigualdades sociales entre los diversos países evidencian que la inadecuada distribución de la riqueza influye directamente en las posibilidades de educación, en la calidad de vida, en las condiciones de trabajo y en las posibilidades de desarrollo económico que puedan tener los individuos.

La equidad en salud es una dimensión del holismo pretendido y proclamado, con frecuencia en círculos pequeños que se miran a sí mismos. Esto, en todo caso, también es deshumanizador.

7. Bermejo, J. C., *Apuntes de relación de ayuda,* Sal Terrae, Santander 2022.

La estética del cuidado

Mientras hemos dado tanta relevancia a algunas categorías del cuidado, como por ejemplo al respeto de la autonomía relacional de la persona cuidada, hemos dejado de lado el hecho de que cuidar comporta cultivar la dimensión estética. O mejor aún, es estético (y no solo ético) cuidar. La estética es la hermosura de las cosas, los lugares, la naturaleza, el ser humano. La hermosura que también sabe de debilidad, la que no está siempre al alcance de nuestros ojos, además de la que percibimos con nuestro particular gusto.

Todos los detalles minúsculos que permitan llenar de cariño y de alegría nuestras acciones, haciendo la vida bella y hermosa, constituyen el valor de la estética.

Sí, estético ha de ser también el liderazgo. La belleza, la elegancia en formas y maneras, en palabras y silencios, en presencias y ausencias, en moderaciones y procesos, en espacios y lugares, son también un gran valor que puede definir un liderazgo humanizado.

El liderazgo no es el despliegue y brillo del poder de quien ejerce un gobierno sobre una organización, grande o pequeña. Es más, la capacidad de mantener la armonía y equilibrio, con ejemplo de prudencia, confianza y actitud de servicio que no solo empodera (palabra demasiado de moda) o delega (espacio para juegos de poder). El liderazgo estético es el que hace brillar los valores humanos y tira adelante en el respeto de la dignidad de los más frágiles.

"Los líderes que se ganan la confianza y la adhesión del colaborador, sitúan la forma de ser y actuar de las personas en tres dimensiones: científico-técnica, afectiva y ética".[8]

8. Guillén-Parra, M., *Ética en las organizaciones. Construyendo confianza*, Pearson Educación, Madrid 2006.

La humanización pasa también por esa belleza cuya luz puede encontrarse incluso en la debilidad, en la enfermedad, en el cuidado entrañable y tierno, además de profesional.

Verum, bonum, pulchrum, son los trascendentales atractivos que construyen un mundo atractivo, y se honran en todos los ángulos de las relaciones si se quiere humanizar. Podríamos decir que la belleza que encarna estos trascendentales, salvará el mundo.

Humanizar el cuidado comporta buscar la belleza en todo acto y proceso de cuidar. "Profundizar en la belleza supone un bálsamo para el alma de la persona, la salva del vacío y el absurdo, y prefigura un mundo inmarchitable. Sin duda, el envejecimiento, la decrepitud, la enfermedad, la muerte, etc., forman parte inherente de la persona, pero lo que justifica afrontar dichas realidades con disposición, valor, ánimo, fortaleza de espíritu de servicio es la belleza, que la acompaña y hace que la vida tenga sentido. Lo armoniosamente bello infunde paz en el ser mismo de la persona".[9]

"Existe la necesidad de belleza en la vida del ser humano: en situaciones complicadas y complejas, en momentos críticos y en circunstancias difíciles la belleza puede servir de ayuda, puede mitigar los efectos negativos que comportan dichas realidades adversas, pudiendo llegar incluso a potenciar, fortalecer y salvaguardar la continuidad de dar lo mejor de cada uno pese a los infortunios. Sin duda, esta responde a una profunda necesidad personal, por medio de la belleza se señala el camino para encontrarse a sí mismo".[10]

"La belleza es la última palabra a la que puede llegar el intelecto reflexivo, ya que es la aureola de resplandor imborrable

9. MONGE, J. T., *La estética del cuidado*, Eunsa, Pamplona 2023, 23.
10. PÉREZ DE LABORDA, A., *La nada y la belleza*, Encuentro, Madrid 2018, 241.

que rodea a la estrella de la verdad y del bien, y su indisociable unión".[11] Esta aportación de valor por la belleza es muy perceptible en nuestro Centro San Camilo. En los momentos más difíciles: la propia muerte, o la del ser querido, el entorno bello, lleno de simbolismo y armonía, aporta valor y da sentido.

En la belleza radica una gran fuerza para sanar, para confrontar, para superar, para conseguir, para recuperar, para conquistar, para convencer, para aceptar. Por medio de esta, la persona se va configurando hacia lo que está llamada a ser. Sin duda, la belleza es capaz de alcanzar y penetrar los corazones más frágiles, duros, heridos y/o rotos, atribulados, alejados circunstancialmente de la verdadera realidad. La fascinación que esta genera hace a la persona estremecerse, arrancándola, aunque sea solamente por un instante, de la cotidiana superficialidad, conmoviendo lo más profundo de su ser. Por medio de los recursos que esta brinda es posible mitigar y confrontar aquellas situaciones adversas, negativas, dolorosas, que provocan aflicción y sufrimiento".[12]

"La belleza requiere cabeza, corazón y manos".[13] Así se percibe en aquellos lugares de salud y cuidados donde han logrado cultivar la belleza en el entorno. Pero es bien sabido que no se logra solo con la caracterización armónica de los lugares, sino sobre todo, con las relaciones interpersonales, fruto de las cuales también se embellece el entorno.

"Lo bello lleva implícitamente un orden, estando las partes constitutivas de la forma bien dispuestas unas respecto a otras. Esta disposición expone armonía o proporción respecto al todo".[14]

11. Cencini, A., *Llamados a la belleza*, Paulinas, Madrid 2016, 24-25.
12. Monge, J. T., *La estética del cuidado*, Eunsa, Pamplona 2023, 24.
13. Blanco, E., *Estética de bolsillo*, Palabra, Madrid 2007, 23.
14. Bosch, M., *El poder de la belleza*, EUNSA, Pamplona, 2012, 24.

Sobre gustos sí hay mucho escrito. Sobre belleza se han expresado los pitagóricos, Platón, Aristóteles, Plotino, Ficino, Santo Tomás de Aquino, San Agustín, Kant, Pascal, Kierkegaard, Heidegger, etc.[15] El gusto no agota ni limita el significado de la belleza.[16]

"Lo bello no puede reducirse a un simple placer de los sentidos: ello significaría negarse a tomar plenamente conciencia de su universalidad, de su valor supremo, altamente trascendente".[17]

La belleza es cultivada también con las acciones, comportamientos, actuaciones, trabajos, etc., cuya intencionalidad haya sido alcanzar la belleza y haya sido lograda. Después solo quedará descansar y disfrutar; en definitiva, contemplar y degustar con tranquilidad y con dedicación pues serán momentos de auténtico placer estético. Y es que la persona contemplativa, después de haberse esforzado activa e infatigablemente para poder vislumbrar consideradamente y acceder a la belleza representada en la plenitud de la forma, deseará permanecer en ella un tiempo. Pero, no solo eso. La persona, en tanto que ser relacional, al alcanzar un hecho, experimentar un acontecimiento y/o vivir una experiencia significativamente hermosa, llamativa y bella, además de contemplarla y degustarla, aparece el deseo de mostrar y enseñar esa realidad excelsa, surgiendo en esta las ganas de compartirla con las demás personas y que también puedan deleitarse y regocijarse en ella.

15. Monge, J. T., *La estética del cuidado*, Eunsa, Pamplona 2023, 32.
16. López Quintás, A., *El enigma de la belleza*, Desclée De Brouwer, Bilbao 2016, 36.
17. Pontificio Consejo de la Cultura. *La Via pulchritudinis, camino de evangelización y de diálogo*. Asamblea plenaria 2004, Documento final. Disponible en http://wwwcultura.va/content/cultura/es/pub/documenti/ViaPulchritudinis.html

"Y es que el poder de la belleza no solo comporta experimentar la realidad maravillados, con asombro y fascinación, sino que también ocasiona querer compartir aquello que deslumbra y sorprende".[18]

Contemplada con ánimo puro, la belleza habla directamente al corazón, eleva interiormente desde el asombro a la maravilla. En efecto, la belleza no deja indiferentes a los que la admiran: despierta emociones, pone en movimiento un dinamismo de profunda transformación interior que genera gozo, sentimiento de plenitud, deseo de participación gratuita en la misma belleza, de apropiársela interiorizándola e insertándola en la propia existencia concreta.[19]

Las palabras son la puerta de entrada a la realidad, son las gafas con las que miramos. "Los ojos son la puerta de entrada hacia la belleza. No obstante, requerirá un esfuerzo pues no todo mirar supone alcanzar con éxito el objetivo fijado".[20]

La confianza en las relaciones humanizadas

Humanizar es cuidar generando confianza, particularmente en las relaciones en las que estamos buscando el curar o el cuidar para vivir sanamente. La confianza es el pegamento de la vida. Es el ingrediente más esencial en la comunicación efectiva entre los equipos de trabajo, entre los miembros de las diferentes unidades de convivencia. La confianza es el principio fundamental que sostiene todas las relaciones. La confianza requiere, por

18. Monge, J. T., *La estética del cuidado*, Eunsa, Pamplona 2023, 35.
19. Pontificio Consejo de la Cultura. *La Via pulchritudinis, camino de evangelización y de diálogo*. Asamblea plenaria 2004, Documento final. Disponible en http://wwwcultura.va/content/cultura/es/pub/documenti/ViaPulchritudinis.html
20. Monge, J. T., *La estética del cuidado*, Eunsa, Pamplona 2023, 37.

parte de las personas y de las organizaciones, una actitud que predisponga a ella; esa actitud aparece vinculada con el hecho de ser honesto, íntegro y auténtico. "El hecho de haber tenido una trayectoria biográfica de cultivo de estas virtudes convierte a la persona en un referente de confiabilidad".[21]

La importancia de la verdad es esencial en cualquier consideración que se haga sobre el estudio de la confianza. Curiosamente, tal y como señala Harry Frankfurt, en la sociedad actual se habla poco sobre la verdad y se es muy negligente respecto a la misma.[22] La importancia de distinguir entre lo verdadero y lo falso es condición necesaria para emitir juicios de valor. Necesitamos verdades que nos permitan gestionar el estar en el mundo de manera efectiva. Sin verdad, no podemos evaluar de manera fiable los hechos.

"Uno, al confiar, muestra sus vulnerabilidades y se arriesga a que la otra parte le pueda decepcionar al no cumplir las expectativas deseadas o a que trate de sacar provecho de esa vulnerabilidad".[23]

Esa fuerza invisible que, como una fina hebra, conecta corazones, sustenta relaciones y da sentido a nuestra interacción con el mundo, la confianza, siendo aparentemente un riesgo, que no hay que correr con cualquiera, es el punto de partida de las relaciones saludables, es el interruptor inicial con el que aceptamos o rechazamos a las personas, por el que decidimos o no confiarnos.

Con el desarrollo del mundo digital, la enorme incertidumbre que caracteriza el inestable equilibrio personal, institucional

---

21. Jovell, A.J., *La confianza. En su ausencia, no somos nadie,* Plataforma, Barcelona, 2007, 189.
22. Frankfurt, H., *Sobre la verdad,* Paidós, Barcelona 2007.
23. Jovell, A.J., *La confianza. En su ausencia, no somos nadie,* Plataforma, Barcelona, 2007, 41.

y mundial, es necesario reclamar no una confianza ingenua, sino una confianza crítica, prudente, sabia, que no abra el espacio a la manipulación, sino a relaciones leales, honestas, competentes.

En un mundo marcado por la incertidumbre, donde la desconfianza parece ganar terreno, Luciano Sandrin[24] nos recuerda que, como decía el filósofo Søren Kierkegaard, "La confianza es el acto de fe más elevado". Es, por tanto, una apuesta: por el otro, por nosotros mismos, por la vida.

La confianza, tal y como nos la presenta Luciano Sandrin, no se arriesga a ojos cerrados, como en el caso de abusos y violencia. Pero es la trama que sostiene las relaciones sociales entre las personas, visibles e invisibles, por lo que es muy oportuno explorarla, conocerla, cultivarla. Es un recurso que crece donde las relaciones entre las personas funcionan bien, como lo es también para aquel que se religa en términos espirituales y cultiva una fe.

La confianza se construye con el tiempo y se destruye en un instante. La confianza es posible sanarla cuando ha sido herida, quizás por la traición. Quien no confía lo suficiente, probablemente no será digno de confianza. Requiere un viaje que comienza con un pequeño acto de fe, pero que puede transformar profundamente la manera en que nos relacionamos con el mundo y con nosotros mismos.

La falta de esperanza puede llevar a la pérdida de confianza, como también la pérdida de confianza puede llevar a la pérdida de la esperanza. De ahí la importancia de las palabras que nos decimos en el acompañamiento en el sufrir; porque hay palabras que aumentan el sufrimiento, como también las hay que crean

24. Sandrin, L., *La confianza,* PPC, Madrid 2025.

confianza y abren a la esperanza. Las hay que matan la confianza y las hay que abren las puertas de la esperanza y facilitan los procesos de curación y cuidado.

Generar confianza es un camino de humanización de las relaciones, impregnándolas de transparencia y honestidad, como también de competencias debidas, de esa confianza que es abierta por el tipo de encuentros que se producen entre las personas y la calidad de la comunicación entre ellas. La confianza tiene un valor terapéutico siempre que no quieran controlarlo todo, siempre que estén libres de la arrogancia que puede impedir la confianza en los demás.

"La confianza es algo así como el aire que uno respira; solo se hace palpable su necesidad en su ausencia o en situaciones de desconfianza"[25]. Cuesta ganarla y, dada su fragilidad, se puede perder de forma muy rápida.

La humildad humaniza el cuidado. La raíz del verbo humanizar está en el *humus*. La conciencia de ser humus, que está también en la raíz etimológica de humildad, abre a la posibilidad de la fraternidad, del reconocimiento del otro como pariente. "Ser hombre es algo muy precario".[26] La muerte, cita universal de todo ser humano, nos vincula a la tierra. Dice Kierkegaard: "Entre los "parientes del humus" ya no hay diferencia, sino un parentesco muy próximo. Pues, aunque todos los seres humanos son consanguíneos, es decir, de una misma sangre, este parentesco de la vida es negado con la mayor frecuencia en la vida; en cambio, que todos sean de un mismo humus, este parentesco de la muerte es algo que no se puede negar".[27] El ser

25. Jovell, A.J., *La confianza. En su ausencia, no somos nadie,* Plataforma, Barcelona, 2007, 29.
26. Musil, R., *Diarios,* vol. I, Mondadori, Barcelona 2004, 49.
27. Kierkegaard, S., *Las obras del amor,* Sígueme, Salamanca 2006, 414.

humano bueno es humilde, es virtuoso, está lejos de los avariciosos tentáculos del yo egoísta.

La arrogancia impide ponerse en la piel del otro porque la condición de posibilidad para empatizar con él es la humildad, que se opone radicalmente a la arrogancia. "Los que se sienten más débiles y sujetos a las adversidades de la fortuna parecen ser más inclinados hacia la compasión que los demás, porque ven el mal ajeno como cosa que puede ocurrirles a ellos; y así, son movidos a piedad más bien por el amor que se tienen a sí mismos, que por el que tienen a los demás".[28]

La humildad implica la incorporación de la dinámica del arrepentimiento en las relaciones, también en las de los equipos de trabajo. "La dinámica del arrepentimiento es una salida entre dos abismos: el de la soberbia y el de la desesperación. La soberbia, pecado capital, hace imposible la práctica del arrepentimiento, pues lo propio del soberbio consiste en no reconocer el mal que ha causado a los demás. Mientras no exista este reconocimiento, no puede tener lugar la praxis del arrepentimiento".[29]

El hijo menor de la parábola del hijo pródigo, "experimenta la humildad, los límites de su ser, siente la incapacidad de salir adelante por sí mismo, percibe la impotencia de su voluntad, de su imaginación, de su inteligencia, en definitiva, la indigencia de su ser. La humildad consiste en reconocerse falible o lábil, para emplear la atinada expresión de Paul Ricoeur (1913-2005) en *Finitud y culpabilidad*.[30] Y la humildad se expresa en términos de perdón, en ocasiones. "El perdón escapa al derecho tanto

28. Descartes, R., *Las pasiones del alma,* Orbis, Barcelona 1986, 175.
29. Torralba, F., *El hermano del hijo pródigo*, El Gallo de Oro, Bilbao 2021, 48.
30. Torralba, F., *El hermano del hijo pródigo*, El Gallo de Oro, Bilbao 2021, 58.

por su lógica como por su finalidad. El perdón es un valor no supra-jurídico, sino supra-ético".[31]

La confianza construye sentido estético, da belleza a las relaciones de cuidado en las profesiones de salud y honra el principio de humanización.

Cuidar el cuerpo enfermo

La estética del cuidar reclama una particular mirada humana al cuerpo, que, en las profesiones de cuidado, encontramos de una manera muy particular. Cuerpo que es formado, feto, cuerpo que es parido, cuerpo que es cuidado, nutrido y acunado, que crece y cambia, y se hace maduro, cuerpo preñado. Cuerpo acariciado y besado, amoroso y juguetón, deportista y trabajador. Cuerpo que se cae y se golpea, y se deteriora y es habitado por virus y bacterias, cuerpo con cáncer, receptor de traumas y malos tratos. Cuerpo violentado, cuerpo discapacitado, amputado, dormido y anestesiado, cuerpo perforado y lleno de tubos. Cuerpo congestionado e inflamado, que pica, que duele, con diarrea y náuseas, febril, tiritando. Cuerpo abierto e intervenido. Cuerpo sin pudor, explorado grupalmente. Cuerpo enfermo, sucio y maloliente, cuerpo descontrolado, cuerpo muriente, cuerpo muerto. Y más.

Es cómodo pensar que pueda ser el alma lo digno, lo salvable, lo que puede existir separadamente, lo noble e inmortal. Los filósofos se han entretenido en darle identidad al ser humano desencarnado. Y las tentaciones de hoy también circulan no solo en las sacristías oscuras, sino también en las interpretacio-

31. Ricoeur, P., *Lo justo*, Caparrós, Madrid 1999, 195.

nes de las experiencias de muerte temporal y en nuevos defensores de una espiritualidad de alma.[32]

Es obvio que el cuerpo humano tiene una identidad diferente al resto de las especies, aunque nos esforcemos legítimamente por dignificar y promover un creciente respeto a los demás animales. Las vacas tienen carne, pero no cuerpo. De hecho, cuando nace un niño, lo primero que hacemos es vestirlo, porque, a diferencia de los demás, incluidos los mamíferos– el niño está desnudo. Vestirlo significa (im)ponerle ropa que distingue y le pone en relación con un nombre.

Dice Santiago Alba Rico en *Ser o no ser (un cuerpo):* "¿Adónde va corriendo ese hombre? ¿Por qué pedalea ese otro en su bicicleta? ¿Y ese tren? ¿Y ese avión? ¿Adónde va toda esa gente, cada vez más deprisa, cada vez en un medio más veloz? Están huyendo. ¿De qué huyen? Del cuerpo".[33] Evoca así, de manera provocadora, esa identidad nuestra distinta sobre la que algunos hipotetizan que pueda estar dotada incluso de una conciencia no encarnada, cuestión peliaguda que explicaría las llamadas experiencias de muerte temporal. Sea como fuere, somos corporeidad. Este cuerpo frágil que engalanamos y cuidamos, que agredimos y que nos pone también en intimidad y distancia, que honramos en el amor y en la enfermedad.

Con el cuidado del cuerpo enfermo generamos, en efecto, una proximidad íntima que reconoce no solo la fisiología, sino el cuerpo social, relacional y culturalmente configurado, en construcción humanizadora permanente. La relación profesional sanitaria juega en el filo de la navaja, donde, con mucha frecuencia, queda poco de paño de pureza para proteger el pudor

32. BERMEJO, J. C., Cuerpo enfermo, en: *Humanizar, 199*, 2025, 28-29.
33. ALBA RICO, S., *Ser o no ser (un cuerpo),* Seix Barral, Barcelona 2017, 80.

mostrado siempre en ese paño *perizonium*, universalmente utilizado bajo la cintura de todo crucificado.

Escribe Susan Sontag, en *Ante el dolor de los demás:* "En el montón de esta mañana, hay una fotografía que puede ser el cuerpo de un hombre, o de una mujer: está tan mutilado que también podría ser el cuerpo de un cerdo"[34]. De esto es capaz la persona: de deshumanizar a tal nivel, con su mirada y su intervención sobre el cuerpo ajeno, que rompa y desfigure su dignidad y su diferencia. Al parecer, la apetencia por las imágenes que muestran cuerpos dolientes es casi tan viva como el deseo por las que muestran cuerpos desnudos, si atendemos también a la fuerte tradición de esculpir, además de al Cristo, a la madre en duelo y sola, María.

El cuerpo también vocifera y se lamenta en medio de la enfermedad y el deterioro. Hemos aprendido universalmente a vestir el cuerpo, maquillarlo, mostrarlo con joyas y arreglado en tantos sentidos, que el desnudo cuerpo enfermo nos puede provocar actitudes deshumanizadoras por cosificadoras y procedimientos seriados que puedan olvidar la identidad personal de cada individuo.

Fue René Leriche quien describió la salud como "el silencio del cuerpo", la armonía de los órganos que no se experimentan diferenciados, sino integrados en un todo unitario armónico que no hace ruido, es decir, al que nada le duele, ni le pica, ni escuece, ni le arde ácidamente. La sugerente expresión, que hace pensar que la enfermedad es el ruido de los órganos, la voz que reclama una especial atención, tiene su valor. Pero, a diferencia del resto de las especies, en el ser humano esta voz que grita enfermedad es una voz significante, con emociones y toques de

34. SONTAG, S., *Ante el dolor de los demás,* Debolsillo, 2011.

identidad que invitan a ser considerados insuficientes para comprender al sujeto enfermo. El ser humano hace experiencia de enfermedad, de malestar; elabora cognitivamente sus eventuales significados; le carga de metáforas e interpreta alegóricamente hasta humanizar la enfermedad como vivida, sufrida, no solo como aullido o ruido inarticulado.

Dignificamos el cuerpo cargando de metáforas la experiencia de la enfermedad. Metáforas que Sontag[35] quiso eliminar para desvelar la realidad que esconde crudamente la enfermedad, pero que humanizan en la medida en que no moralizan, sino que permiten a la persona que narrar sea nombrar con sentido, expresar experiencia, no solo evocar sintomatología.

En el cuerpo enfermo se dan cita no solo sus vivencias más primarias, como el frío y el calor, el hambre y la sed, yendo y viniendo del deseo a la satisfacción, revelando también su fugacidad y su vida cíclica. El cuerpo enfermo se muestra también en su sentirse apelmazado, espeso y entregado a las esperas de recuperación, cuerpo a ritmo lento, cuerpo que no responde al ritmo consumista, en cuanto a la categoría de proceso que pide paciencia y paciencia. El cuerpo enfermo, y el dolor se convierten en voz y palabra no solo de los órganos que aúllan desde su presente, sino en grito de esperanza de armonía y control, bienestar y salud, silencio y serenidad serena.

Se humaniza el cuerpo con toda forma de atención y descripción que, con la palabra y el gesto, con labores higienizantes, alimentarias, rehabilitadoras, quirúrgicas, paliativas... permiten seguir acariciando y honrando la dignidad diferencial de cada individuo, misterio insondable de la naturaleza humana, siempre encarnada.

35. SONTAG, S., *La enfermedad y sus metáforas*, Debolsillo, Barcelona 2014, 11.

El cuerpo enfermo: tierra fértil de esperanza. Y de carne, resucitará.

Cuidar el jardín interior

Del dolor al sufrimiento hay un salto, de la veterinaria a la medicina hay un salto, de la patología a la patobiografía hay un salto; como también lo hay del pensar al saber que pensamos e innovar creativamente; del sentir al significar hay un salto. Es el salto de lo espiritual, de la vida del corazón, de la dimensión trascendente, la que busca y pone sentido, la que interpreta y se abre a la responsabilidad, a lo simbólico, a la religación, a la vida virtuosa que encarna nobles valores que se concretan en el principio de humanización.

La belleza de la vida del espíritu humaniza, la belleza del jardín interior necesita también atención, cuidado y limpieza regular para florecer y fluir con melodía sinfónica. Porque, así como el cuerpo puede deteriorarse, convertirse en disfuncional, curarse o morir; así también el espíritu puede –encarnado siempre– seguir el curso del cuerpo o mantenerse cual comandante en la tempestad de la enfermedad.

Hablar de cuidar lo espiritual en el cuidado es acompañar al cuerpo a empalabrarse. El cuerpo mudo es el cuerpo muerto, el cadáver. El que ni dice ni tiene nada que decir, sino ser retirado para que no sea fuente de mal y enfermedad para otros.

El cuerpo vivo, el cuerpo en tratamiento, el cuerpo en la relación de cuidado asistencial en salud es un cuerpo empalabrado, con narrativa de alguien, no solo con indicadores bioquímicos. Es el cuerpo que busca la salud y necesita, para humanizarse, quien diga de él una palabra de rango superior a la descriptiva de indicadores que cuantifican y desajustan.

Anatole Broyard, en *Ebrio de enfermedad* dice: "El relato, la narración, parece ser una reacción natural a la enfermedad. La gente sangra relatos, y yo me he convertido en un banco de sangre de relatos. El paciente ha de empezar por tratar su enfermedad no como un desastre, un motivo para la depresión o el pánico, sino como un relato. Los relatos son anticuerpos contra la enfermedad y el dolor. Morir es dejar de ser humanos, deshumanizarse, y a mi entender, el lenguaje, el habla, los relatos o narraciones son las formas más eficaces de mantener viva nuestra condición humana. Guardar silencio es, de forma literal, cerrar la tienda de la propia humanidad".[36]

Son los médicos los que leen el cuerpo o, mejor dicho, los que leen aquello en lo que ha devenido el cuerpo enfermo analizable. Los médicos y los enfermeros, los profesionales del ruido de la *physis* humana convertida, desgraciadamente y con mucha frecuencia, en física animal. Un paciente hecho información, producida por las analíticas e imágenes de todo tipo de sección, es un cuerpo veterinizado. El cuerpo humano, en cambio, es siempre cuerpo vivido y narrable, subjetivo y espiritualizado. Bello.

Son unos pocos profesionales de lo espiritual los habilidosos en leer y empalabrar la vida del corazón, el pensar y el sentir que hace única la experiencia de la enfermedad, los peritos de lo simbólico y lo ritual que puede dar paz al alma entristecida, embravecida, amargada o anhelante y esperanzada.

La vida espiritual es la expresión de las burbujas de la humanidad, también en la enfermedad. Es la punta del *iceberg* de lo

36. BROYARD, A., *Ebrio de enfermedad*, La uÑa RoTa, Segovia, 2013, 42.

genuinamente humano, que es la vida del corazón sentiente, de la intimidad más íntima.

Afortunadamente, algunas personas saben leer y ayudar a describir, a escudriñar e identificar lo que nos habita en esas sombras creadas o entenebrecidas en la enfermedad. Son asistentes espirituales, o *counsellors* espirituales, o pastores de las religiones a las que libremente nos hemos adherido buscando nichos de humanización y solidaridad, de arte y belleza, de agua para la sed interior. Estos "médicos del alma", agentes de pastoral o como les queramos llamar, en ocasiones –quizás pocas– aprenden a nombrar necesidades, a realizar diagnósticos espirituales, a identificar recursos para el empoderamiento en el sufrir, para la relacionalidad en la necesidad de compasión.

Cuando los expertos de lo espiritual trabajan interdisciplinarmente en los equipos de salud o de cuidados, son un cielo, tanto para los pacientes como para sus familias y los mismos trabajadores.

Hábiles en el cuidado de lo invisible, aportan, describen, narran, interpretan, dibujan caminos, identifican posibilidades de sentido, acompañan bellamente. Le ponen sentido en los símbolos y ritos, hacen de puente entre lo profano y lo sagrado, humanizando con luz, cristalizando en humildes conductas que reconocen, dignifican y expresan el asombro ante el misterio, ante las burbujas de la interioridad.

Explorada y diagnosticada la vida del corazón en sus vericuetos oscuros y luminosos, también es bello acompañar las dinámicas sanantes. Hay salud espiritual donde hay aceptación de la vulnerabilidad, apertura a recibir cuidado, cultivo de la búsqueda de sentido, humildad propia del ser creatural y limitado.

Hay salud espiritual donde la dinámica de la esperanza encuentra su cauce viviéndose en clave relacional con uno mismo, con los demás y con el Tú trascendente al que libremente nos adherimos.[37]

Hay salud espiritual donde se celebra el perdón y se construye la paz, donde se logra una mirada agradecida a la historia, una mirada confiada al destino en manos que nos superan.

El electrocardiograma espiritual debidamente considerado en una atención holística constituye una expresión de presencia en la soledad radical, de agarradero y anclaje de esperanza en el sufrir, de humanización por la identidad personal dignificada según la condición de seres humanos.

Una competencia espiritual parece imprescindible en todos los profesionales de la salud y de los servicios sociales. Allí donde no la haya, habrá deshumanización por reduccionismo, por biologicismo, por torpeza. Habrá menos belleza. Podrá haber capacidad de contar mitocondrias hasta con los dedos de los pies o con la mínima voluntad apoyada por la admirable capacidad de la así incorrectamente llamada inteligencia artificial. Pero donde esté ausente la capacidad espiritual, habrá discapacidad y pobreza.

Las facultades de ciencias biomédicas, las acciones de formación continua, han de reaccionar antes de que el descabezado desarrollo tecnológico cree monstruos como Frankenstein o el moderno Prometeo. Es la capacidad reflexiva, la capacidad narrativa, el potencial ritual, la dimensión simbólica y comunitaria, las que podrán rescatar la salud de su tentación de mero silencio del cuerpo o buen funcionamiento de los órganos del animal humano.

---

37. Bermejo, J. C., *Espiritualidad y salud. Diagnóstico y cuidado espiritual*, Sal Terrae, Santander 2021.

Urge una rehabilitación de los filósofos, teólogos, maestros de ritos y ceremonias, *counsellors* espirituales, genios de todas las artes, pastores y pastoras que nos ayuden en el gusto del cultivo de lo intangible, que acompañen en el pálpito del corazón humano ennoblecido también en la enfermedad, en el morir y en el afligirse.

Cuidar la salud emocional

El título de un libro de mi compañero Luciano Sandrin es: ¿Envidioso yo? Sandrin tiene la habilidad de "ir por delante" en la reflexión y escudriñar dinámicas humanas que inciden significativamente en la humanización del mundo de la salud. El camino propuesto por quienes abogan por crecer en inteligencia emocional se queda, con frecuencia, en palabras o en pocas propuestas de no moralización sobre ellas. Insuficiente a todas luces.

La humanización de la salud puede tener mucho que ver con la gestión de los sentimientos. No significa que esta sea la clave de referencia fundamental. ¡Ay, si no invocamos los valores! Pero, en efecto, cuando los sentimientos no están encauzados saludablemente, los equipos hacen aguas, los enfermos son mirados como casos clínicos, si no como objetos de análisis y de intervención. Y es que la salud es más que el equilibrio de las funciones biológicas y más que el silencio del cuerpo. Por eso, para promover la salud, hay que cuidar al ser humano entero, a todos los seres humanos, en su particular identidad.

Un paseo por las definiciones de la salud daría para un estudio sesudo y en profundidad. No lo haremos. Pero algunas definiciones recogidas de aquí y de allá presentaremos.

Salleras Sanmartí la definía así en el año 1985: "El logro del más alto nivel de bienestar físico, mental y social y de capacidad de funcionamiento dentro de los factores sociales en los que vive inmerso el individuo y la colectividad"[38]. Sanmartí se refiere a capacidad de funcionamiento y reclama la dimensión social, no solo la individual en la experiencia de bienestar.

Ivan Illich, en *Nemesis Medica* la define como "la capacidad del individuo y del grupo de ejercitar el arte de vivir, con sus lados oscuros (los del arte de sufrir) y con sus lados luminosos (los del arte de gozar): es decir, la capacidad de integración del individuo en una cultura visible"[39]. No es poco referirse a la salud como "arte"; y no solo arte relacionado con el bienestar, sino también con el arte de sufrir. Así, se puede dar la situación paradójica de que, examinada la vida humana desde el punto de vista meramente animal, no exista salud y, sin embargo, considerada desde el punto de vista humano, sí que pueda decirse que la hay. Y de la misma manera, es frecuente encontrar diálogos que reflejan esta aparente paradoja. A la pregunta de cortesía sobre el estado de salud, una persona puede responder: "Estoy bien; bueno, con los achaques propios de la edad, pero estoy bien".

En un interesante encuentro celebrado en Francia, conocido como el congreso de médicos de Perpignan, en 1978, se referían a la salud como "un modo de vivir autónomo, solidario y gozoso"[40]. En relación a la conocida definición de la OMS, daban el salto a *modo de vivir*, no al *estado* y a la experiencia

38. ALVAREZ, F., *Teología de la salud*, Sal Terrae, Santander 2013.
39. ILLICH, I., *Némesis médica. La expropiación de la salud y otros escritos*, Barral, Barcelona 2018.
40. GOL GURINA, J., La salud, en AA.VV., *Humanización en Salud*, Selare, Bogotá 1991, 23-45.

subjetiva de gozo, también relacional, traducido en preocupación por el semejante.

No menos interesante la definición de Jean Claude Tremblay [41], al referirse a la salud como "estado de bienestar resultante de una armonía física, psicológica y espiritual del ser humano". Es la armonía[42] la que se convierte en categoría de referencia, armonía en las diferentes dimensiones de la persona. Y la armonía es la unión y combinación de sonidos simultáneos y diferentes, pero acordes, al menos en el ámbito musical, donde bailan las notas de la vida personal, emocional y social.

Diego Gracia Guillén se refiere a la salud como "capacidad de posesión y apropiación por parte del hombre de la propia corporeidad"[43]. Es una clara referencia al protagonismo biográfico sobre algo más que el propio cuerpo; sobre la propia persona en su dimensión emocional, social, espiritual...

No solo podríamos recorrer definiciones que nos hacen pensar sobre el concepto de salud, sino también caer en la cuenta de cómo el término lo utilizamos para referirlo a ámbitos como "salud mental", "salud sexual", "salud reproductiva", "salud alimentaria", "salud animal", "salud emocional", etc. Caminamos hacia una toma de conciencia de que la salud no puede reducirse al silencio de los órganos del que solo nos damos cuenta cuando no está (porque hay ruido = enfermedad). Reclama la consideración de lo emocional, lo social, lo valórico, la autonomía y la responsabilidad en su vivencia.

Promover la salud, así, se convierte en una responsabilidad de cada uno de nosotros para con nosotros mismos, para con

41. TREMBLAY, J. C., *Santé, maladie, humanisme et spiritualité,* Québec 1983.
42. ALVAREZ, F., *Teología de la salud,* PPC, Madrid 2013, 68.
43. FEYTO, L., La definición de la salud, en: *Diálogo filosófico, 34*, 1996, 48-61.

los demás, para el entorno presente y el que construimos para el futuro. Una responsabilidad de cuidado, de autocuidado, de cuidado recíproco, del cuidado del medio, de la casa común que es el mundo entero.

Lejos de este modo de pensar, aquellos estilos relacionales que encontramos en urgencias de un hospital, en internamiento o en atención primaria, en los que el agente así llamado "de salud" se limita a controlar parámetros para constatar alteraciones biológicas o funcionales e intentar restaurar-reparar la avería producida en la máquina del cuerpo humano. Vicio cómodo y deshumanizador que deja amargo sabor de boca a quien, con ocasión de la enfermedad, desearía hacer experiencia de relaciones sanas, sentirse acogido y comprendido emocionalmente por los profesionales de salud que merecieran este nombre.

Las relaciones de ayuda en salud no serán entonces la aplicación ciega de unos patrones centrados solo en lo fisiológico, como quien repara una máquina. Son, en primer lugar, un modo de cuidar a la persona, mediante diálogo auténtico con el paciente y su familia o allegados –sentientes todos–, conocimiento de estos como personas, con una originalidad vital –con eco emocional– con la que se interactúa y se hace experiencia saludable de encuentro. Han de ser *relaciones sanas*.

Y es aquí donde la envidia se enfila entre las dinámicas humanas. La envidia es como la carcoma. La mirada negativa, "in-videre", con las consiguientes male-volencias y male-dicencias, es tan destructiva que hace infeliz a quien vive habitado por esta dinámica. Cual "polilla del alma"[44], tiene poder destructivo y venenoso. Cuando no es sana emulación positiva,

44. SANDRIN, L., *Envidioso yo. Una emoción inconfesable,* Sal Terrae, Madrid 2021.

el envidioso necesita destruir al otro por lo que tiene, por no tolerar no tenerlo uno mismo.

Por la envidia entró el mal en el mundo, y por ella vivimos menos sanos. Como pasión triste, se convierte en un mal capital por su poder destructor maquiavélico, generando así falta de salud en equipos que, paradójicamente, pueden tener como misión el trabajo por la salud.

Si la salud tiene que ver con las emociones, ha de recorrer el camino de impregnar su gestión de valores que intercepten su poder destructivo que las lleva a cobrar la categoría de "pecados capitales". Así es con la envidia. El que quiera salud, curar mediante el cuidado adecuado, habrá de estar atento a la gestión de este –y los demás– sentimientos.

4

Humanismo en la asistencia sanitaria

En la actualidad, diferentes actores sociales están comprometidos con la promoción de una sanidad humanizada. La conciencia de la complejidad del mundo de la protección sanitaria y del riesgo de la fascinación tecnológica, así como la mirada reductiva del paradigma biomédico imperante, hacen necesaria la conjugación del verbo humanizar. Este significa la puesta en acción de los valores propios del humanismo[1]. Sea confesional o no, el humanismo reclama la dimensión no solo emocional del ser humano, sino valórica, axiológica.

En bioética, un principio es una norma ética general que orienta la toma de decisiones responsables en situaciones que implican la vida, la salud, el sufrimiento o la muerte de las personas. Los principios ayudan a evaluar lo que es correcto o incorrecto cuando hay conflictos de valores, intereses o deberes en contextos clínicos, investigativos o sociales. El principio de humanización es universalizable porque puede aplicarse a distintos casos y culturas, es normativo porque indica lo que debería hacerse, es orientador porque no da respuestas automáticas, pero ofrece criterios para pensar y decidir éticamente.

---

1. SÁNCHEZ, M. A., El humanismo y la enseñanza de las humanidades médicas, *Educación Médica, Elsevier* 2024.

Qué es el humanismo médico

El humanismo hoy no solo significa lo que fue en otro tiempo. Fue un movimiento intelectual, cultural y filosófico que surgió en el Renacimiento, destacando la importancia del individuo y la razón humana, en lugar de la fe y la tradición religiosa. Los humanistas se enfocaron en la recuperación y estudio de la cultura clásica grecorromana, buscando una formación integral del hombre.

Hoy, el humanismo se entiende como una filosofía de vida que enfatiza la dignidad y el valor intrínseco de los seres humanos, promoviendo la libertad individual, la responsabilidad social, y el pensamiento racional y crítico. Promueve la búsqueda de la verdad y la moralidad por medios humanos, especialmente a través de la ciencia y la razón. El humanismo también implica un compromiso con la justicia social, la igualdad y la comprensión de la diversidad cultural.

Por su parte, hoy, el humanismo cristiano se enfoca en un desarrollo integral de la persona, inspirado en los valores cristianos como la dignidad, la libertad, la solidaridad y la fraternidad. Promueve una visión de la vida que valora a cada individuo como un ser único e importante, y fomenta la creación de una sociedad más justa y compasiva.

Las formulaciones de los valores del humanismo son diferentes, pero confluyen en torno a algunas claves que presentamos aquí de manera sintética. "Entendemos por humanismo médico a todo el conjunto de valores, actitudes y prácticas que promueven una auténtica vocación de servicio y dan lugar a considerar al paciente como un semejante que sufre y solicita alivio, cuidado. Los aspectos más significativos que promueven el humanismo en el trato con los pacientes son el afecto, el apoyo, el respeto y la solidaridad que, a la vez, son los que nos procuran la mayor cooperación posible del paciente para conocerlo mejor y ayudarlo más".[2]

Siendo definido de distintas formas, el humanismo, a mediados del siglo XV se utilizaba para señalar a quienes enseñaban y cultivaban la gramática, la retórica, la poesía, la historia y la filosofía moral. La *Humanitas* significaba lo que los griegos habían expresado con la palabra *paideia*, es decir, educación y formación del ser humano.

La idea del humanismo médico la encontramos en el juramento hipocrático, pero podemos decir que una parte de los profesionales muestran haber perdido la imagen humanista que los identificó, presentándose más ávidos del modelo racional cientifista y tecnológico. En efecto, el desarrollo tecnológico y la socialización de la medicina han dado paso a rupturas y limitaciones que algunos reclaman revisar para recuperar el acervo valórico que es esencial y debe regir la conducta profesional en materia de salud y del mundo del cuidado.

Claves como la ética, la vocación (o razón del corazón, atractivo del deber), la importancia de la dimensión subjetiva (cognitiva, emocional, espiritual) y la dimensión social y contextual de la salud, parece oportuno recuperarlas y promoverlas.[3]

---

2. Ortiz, L. M., *El Humanismo en medicina,* Revista del Nacional, Itauguá, 2016 (8,2).
3. Pérez Cuervo, J. J.; Pérez Alcantud, R.; Yero González, R.C., *Humanismo, como valor esencial en la formación del estudiante de las ciencias médicas,* Multimed Cuba 2022 (26, 5).

Entendemos el humanismo, por tanto, como el movimiento intelectual desarrollado en Europa durante los siglos XIV y XV que pretendía descubrir al ser humano y dar un sentido racional a la vida tomando como maestros a los clásicos griegos y latinos. El humanismo médico se entiende como el conjunto de actitudes de los profesionales sanitarios que demuestran interés y respeto por los pacientes, por sus valores, por su experiencia psico-espiritual, poniéndolo en el centro de la atención y del quehacer profesional. La mirada se dirige hacia el ser integral, donde cobra relevancia el ser humano enfermo y su familia y comunidad y donde la salud es más que un mero silencio del cuerpo y buen funcionamiento de los órganos.[4]

El principio de humanización en la asistencia sanitaria

En este contexto, el verbo humanizar adquiere todo su sentido, en tanto que pone en acción la tarea de *humanarse*[5] para hacer vida la esencia del humanismo, que no es otra que el amor al prójimo que, cuando se presenta vulnerable, *infirmus*, necesita de la compasión y del servicio afectivo y efectivo[6], del cuidado humano que también se expresa en el profesional de la salud. Es la dignidad y la intrínseca vulnerabilidad humana la base sobre la que se sustenta toda acción que quiera ver en el otro un semejante y acompañarle a ser él mismo, contribuyendo

4. Bermejo, J. C., *Empalabrar la enfermedad,* Sal Terrae, Santander 2025.
5. Bermejo, J. C.; Villacieros, M.; Martínez, P., *Humanizar. Humanismo en la asistencia sanitaria,* Desclée De Brouwer, Bilbao 2021.
6. Foro Afectivo Efectivo, *Un modelo de transformación sanitaria centrado en la persona,* en: https://foropremiosafectivoefectivo.com/el-modelo-afectivo-efectivo

con su personalidad y su particularidad en la construcción de un mundo más igualitario, más justo, más pacífico, más gozoso, sano y saludable.

Humanizar, por tanto, es hacer referencia al ser humano en todo lo que se realiza para promover y proteger la salud, curar las enfermedades, garantizar un ambiente que favorezca una vida sana y armoniosa a nivel físico, emotivo, social y espiritual. Hablar de humanización reclama la dignidad intrínseca de todo ser humano y los derechos que de ella se derivan. Dicho de otro modo, humanizar es cuidar desde una perspectiva ética.

Compendiando todas las definiciones localizadas, y basándonos en los elementos más repetidos, obtenemos como la definición común, que la humanización de la atención sanitaria equivale a "la existencia de un respeto mutuo entre usuarios y profesionales, donde prevalece la atención personalizada e integral sobre el problema sanitario; una relación en la que ambos actores son conocedores del sistema y del papel que juega cada uno en el proceso asistencial".[7]

Navegando por las definiciones

Hipócrates decía que el fundamento del amor al arte médico se encuentra en el amor al enfermo. Laín Entralgo llama "amor pretécnico" a este motivo que incita a la práctica médica. Cuando la técnica se pone al servicio del hombre, acontece lo

7. Definición elaborada por los autores del estudio realizado en vistas a la elaboración del Plan de Humanización en Extremadura: Consejería de Sanidad y Dependencia, Junta de Extremadura, *Plan de Humanización de la atención sanitaria del sistema sanitario público de Extremadura 2007-2013*, Junta de Extremadura, Mérida 2007, 16.

que Laín ha denominado "amor técnico", dando paso a lo que luego llamó "amistad médica" como paradigma de relación.[8]

En las sesiones de reflexión que se hicieron en España en 1984 sobre humanización, quizás es donde de manera más sistemática se profundizó en torno al significado e implicaciones sobre la humanización del sistema sanitario.

Por entonces, Raventós, quien fuera director general del INSALUD, venía a decir: "Podemos decir que un sistema sanitario humanizado es aquel cuya razón de ser es estar al servicio de la persona y, por tanto, pensado y concebido en función del hombre. Para que esto se realice, debe ser un sistema sanitario integrado, que proteja y promueva la salud, que corrija las discriminaciones de cualquier tipo, que dé participación al ciudadano en el mismo y, en definitiva, que garantice la salud de todos los ciudadanos".[9]

Desde los artículos más antiguos sobre el tema, se pueden encontrar títulos que se centran en la humanización de los hospitales[10], entre los estudiantes de medicina[11], o en la atención sanitaria en general[12] y las conclusiones destacan la importancia de las habilidades de comunicación, la necesidad de formación

---

8. LAÍN ENTRALGO, P., *La relación médico enfermo*, Alianza, Madrid 1983.
9. RAVENTÓS TORRÁS, F., *La organización sanitaria al servicio del ciudadano*, en Jornadas sobre Humanización de la atención sanitaria en la red asistencial del INSALUD, INSALUD, Madrid 1985, 12.
10. KOHLER, F., Once again: humanization of hospitals, *Veska, 1959; 23(4):* 284-6.
11. AMYTOT, R., Our students and the humanization of medicine, *Union Med Can. 1952;81(7):765-7.*
12. GUTTIERES, J.; NICOURT, B.; THIEULLET, D., *For the humanization of social security. II. The omissions and the difficulties in the application of the social security plan. Some concrete examples.* Concours Med. 1961;83:2343-50

como relación de ayuda o competencias emocionales[13] y la implicación de las distintas partes de la relación en la que ambos, profesional y paciente, necesitan ser escuchados[14] para construir un diálogo que promueva actuaciones humanizantes[15], por lo que se necesita implicar tanto a los servicios de la institución como a las distintas instituciones[16].

La *pre-ocupación* por el otro vulnerable (el cuidado) constituye la fuerza motora de la humanización. Ya no solo es ocuparse de él aquí y ahora, sino anticipar esta ocupación, pensar en él, prever sus insuficiencias, en definitiva, ocuparse con antelación y esto es, precisamente, preocuparse y cuidarle.

Humanizar una realidad, dice Brusco, significa hacerla digna de la persona humana, es decir, coherente con los valores que percibe como peculiares e inalienables[17]. Pero, sin lugar a duda, lo primero en humanización es la promoción de la justicia, que se traduce en accesibilidad igualitaria a todo tipo de servicios, con una mirada global.[18]

---

13. Yedidia, M. J.; Gillespie, C. C.; Kachur, E.; Schwartz, M. D.; Ockene, J.; Chepaitis, A. E. et al., Effect of communications training on medical student performance, *JAMA. 2003; 290(9)*:1157-65.
14. Brock, C. D.; Salinsky, J. V., Empathy: an essential skill for understanding the physician-patient relationship in clinical practice, *Fam Med. 1993; 25(4)*:245-8; Nightingale, S. D.; Yarnold, P. R., Greenberg, M. S., Sympathy, empathy, and physician resource utilization, *J Gen Intern Med. 1991;6(5)*:420-3
15. Campbell-Yeo, M.; Latimer, M.; Johnston, C., The empathetic response in nurses who treat pain: concept analysis, *J Adv Nurs. 2008; 61(6)*:711-9; Teutsch, C., Patient-doctor communication, *Med Clin North Am. 2003; 87(5)*:1115-45.
16. Oliveira, B. R., Collet, N., Viera, C. S., Humanization in health care, *Rev Lat Am Enfermagem. 2006; 14(2)*:277-84.
17. Brusco, A., *Humanización de la asistencia al enfermo*, Sal Terrae, Santander 1999, 12.
18. Bermejo, J. C., *Salud y justicia*, PPC, Madrid 2008, 178.

Necesaria humanización desde la vulnerabilidad

Humanizar la salud, empezando por su concepto, no es una moda. Es una necesidad. El otro vulnerable, la vida frágil y la fragilidad de la vida constituye quizás un importante referente antropológico que demanda humanización. Como dice Diego Gracia, citando a Zubiri, "la inteligencia humana tiene una función elemental y primaria que es estrictamente biológica, hacer viable a un ser humano que de otro modo estaría llamado al exterminio. La inteligencia permite al hombre "hacerse cargo de la realidad"[19]. El profesor Gracia habla entonces de la profunda relación que existe entre vida frágil y amenazada, por un lado, y vida del espíritu, y más en concreto ética, por otro.

La conceptualización de las competencias profesionales para lograr la excelencia en el ámbito de la humanización de la salud constituye una cuestión fundamental al hablar de la humanización. Humanizar es promover la competencia profesional en el cuidado. Ahora bien, esta no se agota en la competencia científico-técnica, semejante a la que pediríamos a un veterinario o profesional del sector.[20]

En los distintos foros donde se propone el rescate del humanismo en la asistencia sanitaria, se invoca la actitud empática, sobre la que también hay reflexiones contrarias.[21] Más recientemente, a la vista de la inflación del concepto y ante la conciencia

---

19. GRACIA, D., *Bioética clínica*, Búho, Bogotá 1998, 25.
20. BERMEJO, J. C.; VILLACIEROS, M.; MARTÍNEZ, P., *Humanizar. Humanismo en la asistencia sanitaria,* Desclée De Brouwer, Bilbao 2021. Se presentan 7 competencias bajo el nombre discutido de "blandas", como partes de la competencia profesional humanizadora: además de la científico-técnica, estas serían la relacional, emocional, ética, espiritual, cultural y de gestión.
21. BERMEJO, J. C., *Empatía terapéutica. La compasión del sanador herido,* Desclée De Brouwer, Bilbao, 2012.

de su uso indebido, no ético, la reflexión propone recuperar un concepto actualizado de la compasión.

Veridicità: propuesta de decálogo de valores del humanismo

Sin querer agotar el concepto de humanizar y su significado de aplicación de los valores del humanismo al mundo del cuidado y, por tanto, de la asistencia sanitaria, propongo un acróstico formado por las iniciales de la palabra italiana ***veridicità***, veracidad, como recurso mnemónico para salir al paso de quienes, como yo, pero no solo, hablamos de "los valores del humanismo", con frecuencia sin desplegarlos o quedándonos en la mera cita de la autonomía y de la empatía. Aunque sin desplegarlos en su hondura y en sus múltiples implicaciones, los presento con un breve comentario. Justifico también la llamada al primero, la verdad, como referente que confronta a los mismos planes de humanización que incluso, como notó Diego Gracia, pueden ser deshumanizadores.[22] Valga la paradoja.

La segunda, la ética, quiere recoger la aportación de Javier Gafo, quien dijera que el problema bioético fundamental era, precisamente, la deshumanización. Quien fuera catedrático de bioética de la Universidad Pontificia de Comillas de Madrid, relacionaba el significado de la deshumanización con la despersonalización[23], con la pérdida de los atributos humanos, con la pérdida de la dignidad, con la frialdad en la interacción humana. El contenido más claro de la deshumanización para Gafo viene determinado por los siguientes aspectos: la conversión del paciente en un objeto, su cosificación, su pérdida de los rasgos

22. GRACIA GUILLÉN, D., *Como arqueros al blanco*, Triacastela, Madrid 2004,
23. GAFO, J., *Diez palabras clave en bioética*, Verbo Divino, Estella 1994, 25-27.

personales y el descuido de la dimensión emotiva y valórica; la ausencia de calor humano en la relación profesional, a veces pretendidamente justificada aunque capaz de velar una clara frialdad e indiferencia; el sentimiento de impotencia en la praxis sanitaria; la falta de autonomía del enfermo que termina siendo manipulado y objeto pasivo de cuanto acontece en torno a él y sobre él, y la no infrecuente negación al paciente de sus opciones últimas ante los casos de diagnósticos infaustos.

Y, al recoger la referencia a la autonomía personal en términos de respeto, pretendo proponer este principio de la bioética en su formulación original que, por desgracia, se ha perdido entre muchas líneas: el respeto de la autonomía de las personas.

La mirada holística, integral, a la persona, parece encontrar consenso, si bien no suelen ser evocadas las seis dimensiones que nos darían realmente cuenta de esta mirada: la física, la cognitiva, la emocional, la social (relacional), la valórica y la espiritual. Como he podido presentar en otros lugares[24], el holismo, por otro lado, supera la idea de multidimensionalidad, evocando la consideración ecológica mundial (al fin y al cabo, la justicia), así como también la multidimensionalidad del propio agente de salud.

Al proponer la ternura[25] como expresión concreta de la compasión y capaz de modular todo tipo de relación de ayuda, estamos reclamando también la mirada positiva de partida a las profesiones sanitarias que son, digámoslo así, la ternura de los pueblos profesionalizada ante la vulnerabilidad de los semejantes.

24. Bermejo, J. C., *Humanizar el cuidado*, PPC, Madrid, 2019.

25. Bermejo, J. C., Ruiz Aragoneses, R., *Ternura y humanización*, Sal Terrae, Santander 2024.

Y, finalmente, recogemos la propuesta de Laín Entralgo, de Carl Rogers, quienes no dudaron en llamar amor a la clave valórica fundamental de las relaciones de ayuda. Amor por el paciente, amistad médica, son diferentes expresiones de una mirada humanista, de una cultura del encuentro que puede humanizar efectivamente las profesiones sanitarias.

Acróstico para evocar los valores humanistas en salud

Un acróstico que puede sernos útil para evocar los valores del principio de humanización, los valores humanistas en la asistencia sanitaria, para definir el significado de humanizar en todo acto de cuidado, es este:

- **V Verdad** y salud. Honrar la verdad constituye cada vez más un desafío en salud. La verdad en la información científica, la comunicación en internet, la verdad en la comunicación con el paciente sobre diagnóstico y pronóstico, la verdad en torno a los fármacos y procesos de intervención; pero también la verdad en el interior del profesional, como sanador herido, con la necesaria madurez y coherencia para ayudar en la fragilidad de otros. La verdad como honestidad de todos los agentes que se dan cita en el mundo de los cuidados.
- **E Ética.** La ética es la capacidad reflexiva (filosófica) de búsqueda del bien, de lo bueno y lo justo, comenzando por la no maleficencia. Impregnar el ser del deber ser, deliberar, moverse con coherencia valórica es el camino humanizador, tanto a nivel de interacción personal como institucional y de las políticas de salud.

- **R Respeto.** Respeto de la libertad y promoción de la autonomía relacional de las personas como responsables de la salud y de la toma de decisiones, con los límites del respeto a la dignidad ontológica.
- **I Integral,** multidimensionalidad de la persona. Los cuidados, la salud y la intervención en salud es pensada no solo en clave bio-psico-social, sino considerando las seis dimensiones: física, cognitiva, emocional, social, valórica y espiritual.
- **D Dignidad,** vulnerabilidad fundante de la dignidad ontológica. Dignidad también moral, social y existencial.
- **I Interdisciplinariedad,** más que multidisciplinariedad. El ser humano es mirado desde todas las profesiones que se dan cita en el enfermar y el morir y acompañado con la aportación y riqueza de todas las disciplinas que interactúan sabiamente para el bien del paciente.
- **C Compasión,** empatía, cuidado del cuidador. La actitud solícita que lleva a aliviar el sufrimiento es la empatía puesta en acción hospitalaria, es la empatía ética. Su práctica requiere "la justa distancia" que comporta también el autocuidado del cuidador en todas las dimensiones.
- **I Justicia,** accesibilidad, universalidad de la atención. La igual dignidad de todo ser humano entraña el derecho a la protección universal de la salud. El humanismo solo puede ser tal si lo es para toda la humanidad, superando fronteras y regionalismos en materia preventiva, terapéutica, paliativa y rehabilitadora.
- **T Ternura.** La humanización se expresa en los buenos modales de unos con otros. Ninguna forma de maltrato (físico, psicológico, sexual, institucional, económico), ni abuso.

Los buenos modales forman parte de la relación profesional y promueven salud y satisfacción por compasión. La ternura se expresa también en el cuidado entrañable de los espacios acogedores para "institucionalización del cuidado".

- **À Amor,** "Amistad médica", alianza terapéutica, genuino interés por el paciente, compromiso recíproco de ayuda y búsqueda corresponsable de la salud.

La **veridicità**, entonces, la veracidad en italiano, como acróstico de palabras que refieren valores del humanismo, puede ayudarnos a enriquecer las propuestas en torno a la humanización en el terreno sanitario. Para quienes seguimos un humanismo cristiano, estos mismos valores son la referencia, con una conciencia mayormente reforzada por el hecho de sentirnos criaturas, seres cuya dignidad nos proviene de esa filiación que experimentamos hacia el Padre bueno, referente primero de compasión y misericordia, amor en esencia.

En suma, humanizar es el verbo que propone conjugar los valores del humanismo en salud. Es el humanismo en acción. Incluye todas las buenas iniciativas que se presentan hoy en premios y programas, pero no se agota en ninguna de ellas, ni en todas juntas. Humanizar (el humanismo en acción) es un ideal tensional. Bello, por cierto.

¿Y si al humanismo le añadimos "cristiano"?

No son pocas las Organizaciones que definen su misión como la promoción de la persona con los valores del humanismo cristiano. Algunos se posicionan así en un enfoque filosófico ético que podemos identificar como "personalismo"[26],

26. Sgreccia, E., *Manuale di bioética,* Vita e Pensiero, Roma 2009.

con muchas implicaciones en la argumentación en torno a las cuestiones éticas.

En general, el humanismo cristiano es ese foco filosófico que considera que la verdadera humanización se realiza plenamente en Jesús de Nazaret y en su propuesta, basada, fundamentalmente en su mensaje y su ejemplo de amor y compasión con los más frágiles y vulnerables, en la *epiméleia*.

El humanismo es una actitud que intenta reencontrar y recuperar tanto la dignidad, los derechos y las libertades del ser humano, como su desarrollo y progreso en el mundo en que vive. Esta actitud, siendo una doctrina y cultura, tiene su origen en la cultura grecolatina y en el Renacimiento, y puede presentarse bajo varias facetas, las cuales excluyen, a veces, la dimensión trascendental del ser humano. Durante el siglo XII, Europa conoció un nuevo renacimiento cultural. El Renacimiento se desarrolla en los siglos XV y XVI, hasta bien entrado el siglo XVII, lo que supone un margen de imprecisión importante.

En ese tiempo surge el deseo de volver a las fuentes de la cultura occidental, en busca de la verdadera filosofía y de una piedad más sencilla y auténtica. Se trata, pues, del Humanismo. El ideal común de este período del renacimiento viene definido por la esperanza de un renacer del ser humano a una vida verdaderamente "humana", mediante el recurso a las artes, las ciencias, la investigación, poniendo de manifiesto la consideración del ser humano como ser natural, en oposición a la consideración medieval del ser humano como ser-para-Dios. Aparecen nuevas actitudes fundamentales: nacionalismo, individualismo, espíritu laico, criticismo. En vez del más allá y el reino de Dios, el más acá y su belleza y la perduración de la fama del propio nombre. Se fue descubriendo más y más la hermosura del mundo, buscándola en los viajes y en un nuevo modo de contemplar la naturaleza.

A partir del renacimiento, y rechazado el teocentrismo, el hombre pasó a ocupar el centro de toda actividad sin tener que recurrir necesariamente a Dios para fundamentar y justificar sus actividades. Esta tendencia (que pocos acertarán, como Tomás Moro, a integrar con su fe) se irá desarrollando a lo largo de la historia hasta presentarse como una disyuntiva: o el hombre o Dios. Frente a la concepción teocéntrica medieval, el humanismo renacentista supone una concepción antropocéntrica en la que la mirada del hombre va trasladándose decididamente de lo trascendente a lo inmanente. Interesa el hombre y lo humano; su apego a la vida, y su fruición de mundanidad, su afición a los estudios clásicos y a las artes.

Sin embargo, el humanismo cristiano entiende que la búsqueda y reencuentro de los fundamentos de la grandeza del ser humano, arriba mencionados, nunca pueden efectuarse sin el Dios que se ha revelado plenamente en Jesucristo para salvar al hombre íntegro.

El humanismo cristiano mira positivamente al ser humano, como digno de respeto por su dignidad que le viene también por ser imagen de Dios, criatura, ser en relación, en comunidad solidaria, justa, pacífica. El humanismo cristiano piensa la libertad en clave de responsabilidad, de respuesta a la vocación al amor, de obediencia al fin del ser humano: construir el Reino de Dios, hecho de fraternidad universal.

El humanismo cristiano cree en la providencia de Dios Padre, espera la salvación del mundo por medio de su Hijo unigénito, Jesucristo, y propugna la caridad en la verdad, es decir, el amor fraterno o fraternidad humana, como ley fundamental del Cristianismo, para el progreso y desarrollo integral del ser humano y de la humanidad, dando respuestas a los problemas que azotan al hombre: el hambre, la miseria, la pobreza, las guerras, la violencia, la injusticia, la desigualdad, el analfabetismo y las enfermedades endémicas que padece y sufre.[27] El humanismo cristiano da relevancia a la posibilidad del mal generado por el ser humano al "extrañarse de Dios"[28] y de construir ese Reino de valores.

El humanismo cristiano tiene dos fuentes principales: la filosofía cristiana y la Doctrina social de la Iglesia, que trazan líneas de orientaciones acerca de la concepción de la persona, los valores del orden social, la justicia en las relaciones humanas y entre los Estados, el bien común como finalidad de la acción política y la ética como sustento de esta. La caridad en la verdad es la principal fuerza impulsora del auténtico desarrollo de cada persona y de toda la humanidad. Tiene su origen en Dios, Amor eterno y es la vía maestra de la doctrina social de la Iglesia. Además, ella da verdadera sustancia a la relación con Dios y con el prójimo.

Benedicto XVI decía: "El humanismo que excluye a Dios es un humanismo inhumano".[29] La caridad es el amor recibido y ofrecido, de manera especial por el compromiso para el desarrollo en una sociedad globalizada: la justicia y el bien común.[30]

27. Ava Nguere, B., El humanismo cristiano, *Revista de la Facultad de Humanidades y Ciencias Religiosas Diócesis de Bata*, en: https://humanitasguineae.blogspot.com/2013/01/el-humanismo-cristiano.html
28. Bof, G., Enfermedad, en: Bermejo, J. C.; Álvarez, F., *Diccionario de pastoral de la salud y bioética,* San Pablo, Madrid 2009, 524.
29. Benedicto XVI, *Caritas in veritate,* 2009, 76.
30. Benedicto XVI, *Caritas in veritate,* 2009, 6.

Juan Pablo II, en un congreso sobre humanización de la medicina en Roma, definió así la humanización: "En el ámbito de la relación individual, humanización significa apertura a todo aquello que puede predisponer a comprender al hombre, su interioridad, su mundo, su cultura. Humanizar esta relación comporta al mismo tiempo dar y recibir, es decir, crear esa comunión que es participación total. En el plano social, la instancia de la humanización se traduce en la tarea directa de todos los auxiliares técnico-sanitarios para fomentar, cada cual en su ámbito y según su competencia, condiciones idóneas para la salud, mejorar estructuras inadecuadas, favorecer la justa distribución de los recursos sanitarios y hacer que la política sanitaria del mundo tenga por fin solamente el bien de la persona humana".[31]

Dice Marchesi sobre esto: "La humanización parece urgir al mundo sanitario y asistencial, casi por encanto, a una saludable unidad de intentos, aunando, por inspiración filantrópica y religiosa, a todas las disciplinas que han surgido de la mente y de los deseos humanos: las ciencias humanas, naturales y religiosas, haciendo una especie de milagro, imposible por la vanidad y la falta de nuevos códigos éticos y morales. El milagroso retorno al hombre con espíritu de humildad y de búsqueda común, a la verdadera salud y la salvación, de un ser original, el género hombre y la especie persona".[32]

El proyecto de todo ser humano, en el cristianismo, es crecer, expandirse, tener vida en abundancia, hacerse persona: una

31. Marchesi, P., Humanización, en: Bermejo, J. C.; Álvarez, F., *Diccionario de pastoral de la salud y bioética,* San Pablo, Madrid 2009, 838.
32. Marchesi, P., Humanización, en: Bermejo, J. C.; Álvarez, F., *Diccionario de pastoral de la salud y bioética,* San Pablo, Madrid 2009, 840.

realidad única, irrepetible[33], vivir una vida higiénica (saludable) en el cuerpo, pero también higiene espiritual.

Algunos de los valores que reclama el humanismo cuando pone al ser humano en el centro, son propios de la tradición religiosa, como es obvio, sin la referencia necesaria a Dios.

Pero todos encuentran en el seguidor de Jesús y en quien profesa la fe, una nobleza particular y, en ocasiones, un sentido del deber de una naturaleza nueva: La justicia, la solidaridad, la compasión, la libertad, la responsabilidad, la paz.

El sabor cristiano les da un referente, una filiación, un origen creacionista, un fin: la buena vida, la vida virtuosa, la vida eterna. La "vida en abundancia" (Jn 10, 10), la salud como responsabilidad (Jn 5, 6), la compasión samaritana (Lc 10, 37), la integración de todos, también los niños, (Mt 19, 14) y las mujeres (Lc 13, 1-13), así como dinamismos humanizadores como el perdón (Mt 18, 22), la esperanza que no defrauda (Rm 5, 5), la dimensión celebrativa de la vida y del amor ("haced esto en memoria mía" Lc 22, 14-20), el cuidado responsable de la ecología ("cuidar la tierra" (Gn 2,15); paz: "no profanes la vida que habitas" (Nm 35, 33), la conciencia de la interdependencia planetaria[34], el imperativo ético de dar de comer a los hambrientos (Mt 25,35.37.42), el respeto a la vida (Ex 20, 13), la relacionalidad como elemento esencial del ser humano[35], la vida entregada como expresión de su plenitud[36], el maridaje entre salud y salvación del género humano[37], la humilde conciencia del límite que nos hace humildes.

33. Juan Pablo II, *Redemptor hominis,* 1979.
34. Benedicto XVI, *Caritas in veritate,* 2009, 33.
35. Benedicto XVI, *Caritas in veritate,* 2009, 55.
36. Concilio Vaticano II, *Gaudium et Spes*, 24.
37. Marchesi, P., Humanización, en: Bermejo, J. C.; Álvarez, F., *Diccionario de pastoral de la salud y bioética,* San Pablo, Madrid 2009, 836.

Humanismo sin Dios y con Dios

Lo que ha sucedido en la historia con el movimiento humanista laico, también tiene su cara eventualmente deshumanizadora. "La razón racionalista se embriaga con la materia"[38] y al mismo tiempo entra en un proceso de degradación y desilusión determinada por un humanismo antropocéntrico.

Por eso, podemos decir que necesitamos un nuevo humanismo teocéntrico e integral que considere al hombre en toda su grandeza, pero también en su debilidad natural, herido y habitado por Dios.

Quizás es lo que intentó el filósofo católico francés, principal exponente del humanismo cristiano, considerado padre de la democracia cristiana. Dice Maritain sobre el humanismo cristiano: "Tal humanismo reconocería todo lo que hay de irracional en el hombre, para hacerlo dócil a la razón, y todo lo que tiene de suprarracional, a fin de que la razón quede vivificada por ello. (...) Este humanismo de la Encarnación, cuidaría de las masas, de los derechos de estas a una condición temporal digna del hombre, y a la vida espiritual, y también atendería al movimiento que lleva a las clases trabajadoras a la responsabilidad social propia de su madurez. Tendería a sustituir la civilización materialista individualista y un sistema económico basado en la fecundidad del dinero, no por una economía colectivista, sino por una democracia personalista cristiana".[39]

Después de la gran desilusión determinada por el "humanismo antropocéntrico" y de la atroz experiencia del antihumanismo

38. MARITAIN, J., Humanismo cristiano, en: El *alcance de la razón,* Emecé Editores, Buenos Aires 1959, 9.

39. MARITAIN, J., Humanismo cristiano, en: *El alcance de la razón,* Emecé Editores, Buenos Aires 1959, 13.

de nuestros días, lo que el mundo necesita es un nuevo humanismo, un humanismo "teocéntrico o integral" que considere al hombre en toda su grandeza y en toda su debilidad naturales, en la totalidad de su ser herido y habitado por Dios, en toda la realidad de su naturaleza, de su poder de hacer el bien y al mal. Tal humanismo reconocería todo lo que hay de irracional en el hombre, para hacerlo dócil a la razón, a fin de que la razón quede vivificada por ello, y de que el hombre sea accesible al descenso, en él, de lo divino.

El ideal humanista de Maritain, desarrollado inicialmente en *Humanismo integral*[40], surge del encuentro entre la filosofía tomista y una experiencia personal de fe cristiana. Pretende superar el materialismo e individualismo de la modernidad, pero también hacer frente a cualquier tipo de totalitarismo. Aboga por un nuevo humanismo abierto a la trascendencia y al prójimo; que permita a los cristianos trabajar para que el fermento evangélico penetre en todas las estructuras de la vida social, política y económica. En todo caso, el concepto de amistad cívica y fraternal estuvo presente a lo largo de su trayectoria vital y se erigió como la clave de bóveda de su pensamiento humanista, una propuesta que, desde luego, merece la pena recuperar para el mundo de hoy.

El ser humano del humanismo cristiano, por tanto, no busca una civilización meramente industrial, sino una civilización íntegramente humana (por industrial que pueda ser en lo tocante a sus condiciones materiales) y de inspiración evangélica. "En lo referente a la civilización, el hombre del humanismo cristiano sabe que la vida política aspira a un bien común, superior

40. MARITAIN, J., *Humanismo integral. Problemas temporales y espirituales de una nueva cristiandad,* Palabra, Madrid 2015/2.

a una mera colección de bienes individuales, y que sin embargo debe remitirse siempre a las personas humanas. El hombre del humanismo cristiano sabe que la obra común debe tender, sobre todo, a mejorar la vida humana misma, a hacer posible que todos vivan en la tierra como hombres libres y gocen de los frutos de la cultura y del espíritu. Sabe que la autoridad de quienes están a cargo del bien común y que, en una comunidad de hombres libres, son designados por el pueblo y responsables ante el pueblo, se origina en el Autor de la naturaleza y está ligada a la conciencia, siempre que dicha autoridad sea justa".[41]

Lo humanista, lo que reconoce la dignidad y libertad del ser humano, puede estar abierto saludablemente a la referencia de la dimensión espiritual. Incluso lo espiritual ha de ser enriquecido por la investigación científica. La exclusión recíproca entre ciencia y espíritu es anacrónica y, en parte, absurda. "Los éxitos de la ciencia en los siglos pasados la habían convertido en el punto de referencia por excelencia del conocimiento. Cualquier saber que deseara un reconocimiento académico debía someterse al aval del método científico. Esta actitud derivó, primero, en una infravaloración de lo no científico, es decir, de lo humanista".[42]

No faltan quienes rechazan el concepto de humanismo cristiano, como si fueran antagonistas o incoherentes. En realidad, la sugerencia resultante es un humanismo religioso, un humanismo integral. Los proponentes del término «humanismo cristiano» establecen una continuidad con los humanistas del

41. MARITAIN, J., Humanismo cristiano, en: El *alcance de la razón,* Emecé Editores, Buenos Aires 1959, 16,

42. BURGOS, J. M., *El personalismo: una antropología para el siglo XXI,* Ponencia presentada en el II Congreso Philosophia Personae, titulada "Una Antropología para el Siglo XXI. La Filosofía Personalista", realizado en Bogotá D.C., octubre 4 al 8 de 2010. En: https://core.ac.uk/download/pdf/213560005.pdf

Renacimiento, es decir los humanistas académicos, generalmente católicos, cuyas obras retoman el pensamiento secular de la antigüedad. Esta definición de «humanismo cristiano» marca una continuidad entre los humanistas eruditos y los cristianos modernos que se identifican más con los «antiguos valores seculares». Esta visión integra el Nuevo Testamento, las virtudes teologales (fe, esperanza y amor) y cardinales (prudencia, justicia, fortaleza y templanza), la necesidad de la gracia divina y la razón. Según su propia percepción, el humanismo cristiano, a diferencia de otros humanismos, integra al ser humano en materia y espíritu.

Hay un emergentismo humanista compatible con este enfoque cristiano. El emergentismo humanista es la hipótesis que trata de explicar la conciencia como emergente de determinadas formas de organización biológica de la materia. La conciencia es el resultado de un estado sistémico del organismo.[43] Pero el humanismo que cae en el autonomismo se olvida de la religación y del potencial del mal. El ser humano, "presuntamente bueno y fiable, resulta en su historia peor de cuanto hubiera podido esperarse. El mal que ha producido nos lleva a afirmar en él una *raíz de mal* que habita en el corazón humano que es *de suyo* bueno"[44]. Y de ahí surge precisamente la deshumanización, también en contexto sanitario. Como dice Ricoeur, el ser humano se sitúa a medio camino entre el bien y el mal. Aceptar la condición limitada, *El hombre lábil*, es reconocer

43. DOMINGO MORATALLA, A., *Un humanismo del siglo XX: el personalismo*, Ediciones Pedagógicas, Madrid 1985, 60.
44. DOMINGO MORATALLA, A., *Un humanismo del siglo XX: el personalismo*, Ediciones Pedagógicas, Madrid 1985, 39.

"la posibilidad del mal como inscrita en la constitución más íntima de la realidad humana"[45].

Al fin y al cabo, el calificativo de "cristiano" al humanismo, le supone un ejercicio de humildad al planteamiento de ponerse en el centro. Porque la referencia a sí mismo, libre y merecedor de respeto de su dignidad, se torna consciente de la vulnerabilidad radical, de la condición de relacionalidad e interdependencia, a su apertura al misterio y al sentido que va más allá del individuo, que tiene también su potencial destructivo y desintegrador. Como dice Zubiri, "el problema de Dios no es la investigación de algo que está fuera del mundo, sino de algo que está precisamente en la realidad que nos circunda, en la realidad personal mía... llamaremos Dios al fundamento último posibilitante e impelente de la articulación de las cosas reales en 'la' realidad".[46]

La apertura a la trascendencia, con esta humildad, le hace al ser humano amante del bien, y la verdad, y lo bello y, si cabe, lo sano.

Por tanto, al acróstico de VERIDICITÀ como propuesta descriptiva de los valores humanistas, le cabe, entonces, un plus como apertura a la Trascendencia.

C+: C plus queremos decir C de cristiano, que integra el reconocimiento de la dimensión trascendente del ser humano, de la relevancia de la dimensión espiritual en la salud, con los dinamismos de humildad y humanización que le son propios: la relacionalidad que genera comunión, las virtudes que atraen hacia la vida buena, la encarnación de los valores hechos vida en la persona de Jesús de Nazaret.

---

45. RICOEUR, P., *El hombre lábil*, Taurus, Madrid 1969, 25.
46. ZUBIRI, X., *El hombre y Dios*, Encuentro, 2016.

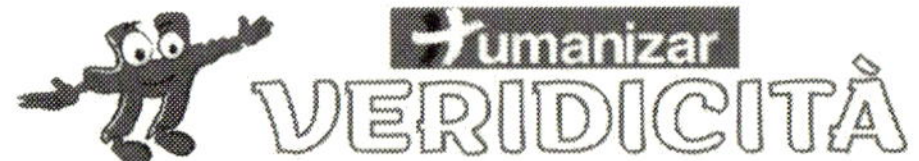

Valores Humanistas en la Asistencia Sanitaria

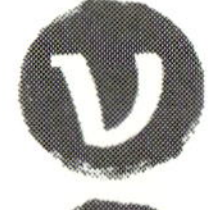

Verdad Honrar la verdad constituye cada vez más un desafío en salud. La verdad en la información científica, la comunicación en internet, la verdad en la comunicación con el paciente sobre diagnóstico y pronóstico, la verdad en torno a los fármacos y procesos de intervención; pero también la verdad en el interior del profesional, como sanador herido, con la necesaria madurez y coherencia para ayudar en la fragilidad de otros.

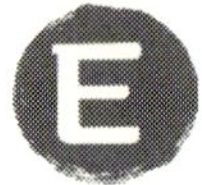

Ética La ética es la capacidad reflexiva (filosófica) de búsqueda del bien, de lo bueno y lo justo, comenzando por la no maleficencia. Impregnar el ser del deber ser, deliberar, moverse con coherencia valórica es el camino humanizador, tanto a nivel de interacción personal como institucional y de las políticas de salud.

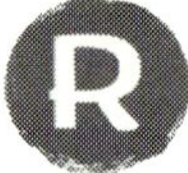

Respeto. Respeto de la libertad y promoción de la autonomía relacional de las personas como responsables de la salud y de la toma de decisiones, con los límites del respeto a la dignidad ontológica..

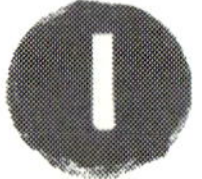

Integral, multidimensionalidad de la persona. La salud y la intervención en salud es pensada no solo en clave bio-psico-social, sino considerando las seis dimensiones: física, cognitiva, emocional, social, valórica y espiritual.

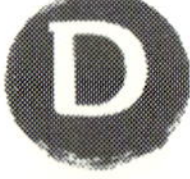

Dignidad, vulnerabilidad fundante de la dignidad ontológica. Dignidad también moral, social y existencial.

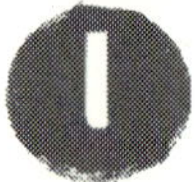

Interdisciplinariedad, más que multidisciplinariedad. El ser humano es mirado desde todas las profesiones que se dan cita en el enfermar y el morir y acompañado con la aportación y riqueza de todas las disciplinas que interactúan sabiamente para el bien del paciente.

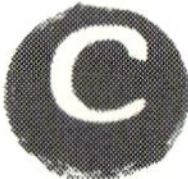

Compasión, empatía, cuidado del cuidador. La actitud solícita que lleva a aliviar el sufrimiento es la empatía puesta en acción hospitalaria, es la empatía ética. Su práctica requiere "la justa distancia" que comporta también el autocuidado del cuidador en todas las dimensiones.

Justicia, accesibilidad, universalidad de la atención. La igual dignidad de todo ser humano entraña el derecho a la protección universal de la salud. El humanismo solo puede ser tal si lo es para toda la humanidad, superando fronteras y regionalismos en materia preventiva, terapéutica, paliativa y rehabilitadora.

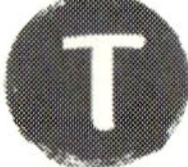

Ternura La humanización se expresa en los buenos modales de unos con otros. Ninguna forma de maltrato (físico, psicológico, sexual, institucional, económico), ni abuso. Los buenos modales forman parte de la relación profesional y promueven salud y satisfacción por compasión. La ternura se expresa también en el cuidado entrañable de los espacios acogedores para "institucionalización del cuidado".

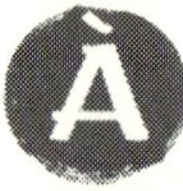

Amor, "Amistad médica", alianza terapéutica, genuino interés por el paciente, compromiso recíproco (¡) de ayuda y búsqueda corresponsable de la salud.

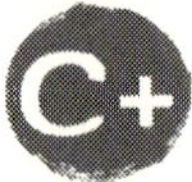

Cristiano, que integra el reconocimiento de la dimensión trascendente del ser humano, de la relevancia de la dimensión espiritual en la salud, con los dinamismos de humildad y humanización que le son propios: la relacionalidad que genera comunión, las virtudes que atraen hacia la vida buena, la encarnación de los valores hechos vida en la persona de Jesús de Nazaret.

Cerrando el libro

Cuánta belleza hay en el principio de humanización. En tiempos marcados por la eficiencia, la velocidad y la tecnificación, el principio de humanización emerge como una voz serena y autorizada, firme y generadora de bien, que nos recuerda lo esencial: que antes de ser pacientes y usuarios, somos personas. El principio de humanización nos invita a resistirnos contra la despersonalización.

Qué hermoso es el binomio "curar y cuidar". ¡Qué verdad es que curar es solo una forma de cuidar! Cuidar es la clave de la humanización, que incluye el curar, o mejor, el generar las condiciones y hacer lo posible por curar cuando esto es razonable. Y sanar es el objetivo: recobrar la salud, si es posible y razonable, recuperarse, restablecerse, fortalecerse, reponerse, mejorar, convalecerse, vivir sanamente, incluso con las discapacidades y el morir.

Me enorgullece la humanidad que está conjugando el verbo humanizar, porque el ser humano está siempre *in fieri*. Convertirse en persona es siempre un proceso de liberación –como obra de arte escultórica, diría Miguel Ángel– de lo que impide o se interpone en la expresión de la genuina identidad proveniente de las diferentes dignidades que caracterizan al ser humano.

Me satisfacen todas las iniciativas surgidas en estas décadas para expresar y operativizar los potenciales de los verbos del humanismo desplegados en el mundo de los cuidados, particularmente en el mundo de la salud. Las acojo, las apoyo y las intento iluminar también con la reflexión de estas páginas.

Me asombran todas las personas, instituciones, iniciativas, proyectos que están naciendo y premiándose en el marco de distintos premios sobre humanización. ¡Qué buenas noticias y buenas prácticas virtuosas y merecidas se proponen para ser reconocidas y que ejerzan su factor multiplicador!

Acojo con satisfacción todos los planes y estrategias de humanización que surgen de iniciativas públicas y privadas en el mundo, particularmente en el mundo de la salud. Las políticas de humanización, las estrategias de humanización, los planes de humanización, las comisiones de humanización... son expresiones operativas de la pasión por intentar impregnar el mundo de los cuidados, de los genuinos valores del ser humano, los que honran su dignidad.

Vivo con alegría y gozo los trabajos de reflexión sobre la humanización; los que tienen rango de estudios universitarios, los que encontramos en las revistas científicas, los que resultan de los Observatorios de humanización surgidos acá y allá, los que nacen del Centro que dirijo desde hace más de 34 años (Centro de Humanización de la Salud –Religiosos Camilos), los que se presentan en congresos y talleres, conferencias y seminarios. Unos y otros están trabajando porque el verbo humanizar se conjugue en las Facultades de ciencias biomédicas, se explore y se entrenen sus implicaciones conductuales.

Y agradezco a Dios la posibilidad que me regala de haber explorado en estas páginas las claves que se desgranan en sus capítulos: el cuidado como *epiméleia* y su relación con el curar, la estética del cuidar, la dignidad del ser humano cuidable siempre, y los valores del humanismo cristiano que pueden desarrollar el significado de esta pasión por construir humanidad en medio de la fragilidad y la vulnerabilidad.

Sueño con que estas páginas caigan en manos de los interesados por humanizar, sin resistencias ante el verbo, que no es otra cosa que actualizar los valores del humanismo en el mundo de la salud y del sufrimiento humano. Quiera Dios que también alcancen a quienes aún no se han preguntado por este desafío y en las de quienes son o caminan hacia ser profesionales de la salud y del cuidado en tantas formas en que se concreta. "Nada humano nos es ajeno", decía Terencio, pero también en lo humano se contienen todos los dinamismos negativos y deshumanizadores. Por eso es oportuno seguir explorando lo que queremos decir con el principio de humanización en el mundo de la salud y de los cuidados.

La sabiduría del buen corazón, el corazón purificado, el corazón sabio y de carne, el que lleva nombres, cuya ley de fraternidad universal está escrita con punta de diamante, el corazón que ve, podrá ser puesto en nuestras manos, latiendo al son de la genuina compasión que humaniza dando calor entrañable y efectivo en la debilidad.

Superadas las dicotomías entre ciencia y humanidad, entre razón y corazón, estamos desafiados a integrarlas con la prudencia del sabio, con las virtudes encarnadas en torno a la responsabilidad propia del principio de humanización, que no es solo un ideal ético, sino una praxis concreta.

Es bello reconocer que al poner en práctica el principio de humanización, al promover todo tipo de conducta que respeta la dignidad humana, también el que cuida se transforma y crece en humanidad. Honrando el principio de humanización le devolvemos –o le reconocemos– al mundo, su alma.

Títulos recomendados

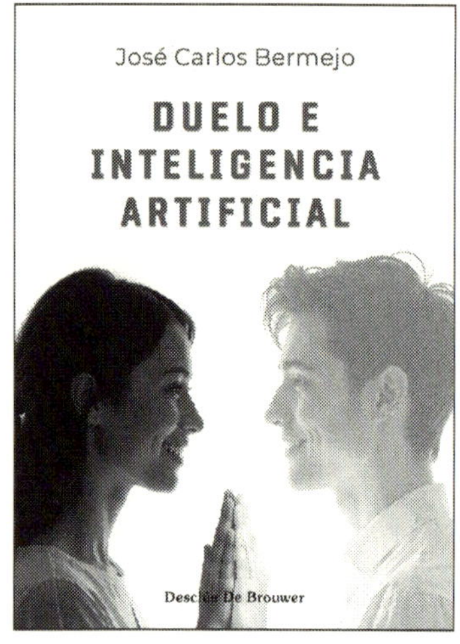

Colección: A los cuatro vientos

ISBN: 978-84-330-3954-5

Páginas: 152

Encuadernación: Rústica con solapas

Formato : 15 x 21 cm

Edición: 1ª

José Carlos Bermejo

Duelo e inteligencia artificial

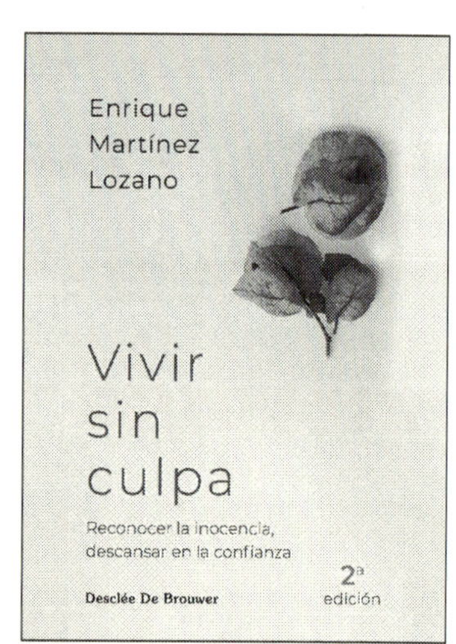

Colección: A los cuatro vientos

ISBN: 978-84-330-3956-9

Páginas: 128

Encuadernación: Rústica con solapas

Formato: 15 x 21 cm

Edición: 2ª

Enrique Martínez Lozano

Vivir sin culpa

Reconocer la inocencia, descansar en la confianza

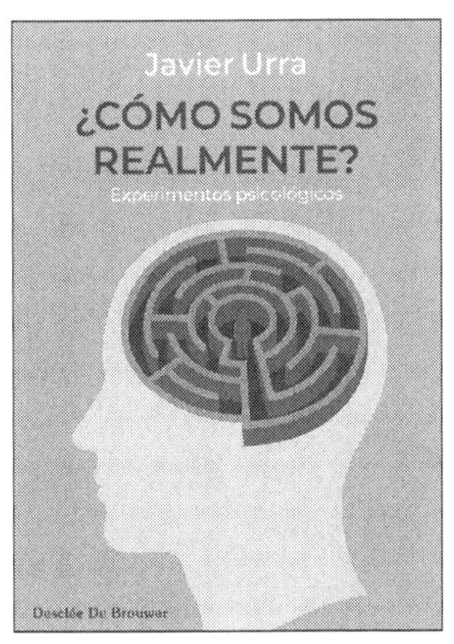

Colección: A los cuatro vientos
ISBN: 978-84-330-3973-6
Páginas: 352
Encuadernación: Rústica con solapas
Formato: 15 x 21 cm
Edición: 1ª

Javier Urra

¿Cómo somos realmente?

Experimentos psicológicos

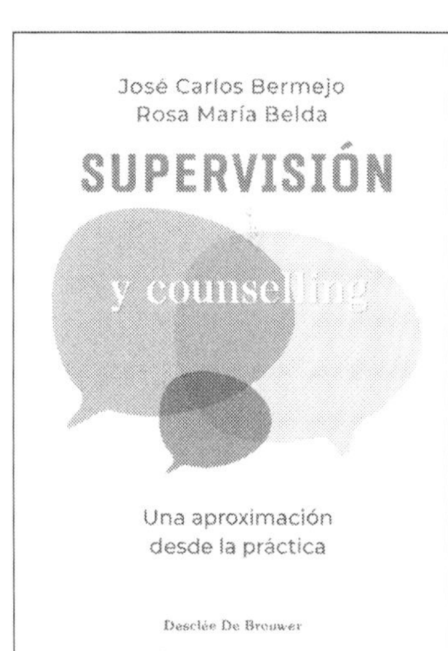

Colección: A los cuatro vientos
ISBN: 978-84-330-3955-2
Páginas: 188
Encuadernación: Rústica con solapas
Formato: 15 x 21 cm
Edición: 1ª

José Carlos Bermejo, Rosa María Belda

Supervisión y counselling

Una aproximación desde la práctica

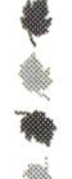

A LOS CUATRO VIENTOS

ÚLTIMOS TÍTULOS PUBLICADOS

67. *Humanitinas. Fármacos humanizadores*, José Carlos Bermejo y Diana S. Simón
68. *La homosexualidad en verdad. Romper, por fin, el tabú*, Philippe Ariño
69. *Zendo Betania. Donde convergen zen y fe cristiana*, Ana María Schlüter
70. *Solo estar*, Enrique y Mercedes Montalt Alcayde
71. *La dicha de ser. No-dualidad y vida cotidiana*, Enrique Martínez Lozano (3ª ed.)
72. *Enseñanzas del Silencio de Moratiel*, Alicia Martínez (2ª ed.)
73. *Puentes de perdón*, Pax Dettoni Serrano
74. *Espiritualidad para ahora. Verbos para el hortelano del espíritu*, J. C. Bermejo (2ª ed.)
75. *El pulso del cotidiano. Ser. Hacerse. Vivir. Realizarse*, José María Toro
76. *Más allá del olvido*, Matilde de Torres Villagrá
77. *El que vive. Relecturas del Evangelio*, Juan Masiá Clavel, S.J.
78. *Un corazón atento. Entre la misericordia y la compasión*, Luciano Sandrin
79. *El diálogo en plena conciencia. El sendero interpersonal hacia la liberación*, G. Kramer
80. *Cuando tu sufrimiento y el mío son un mismo sufrimiento. La vida como sanación compasiva*, Carlos Díaz
81. *Locura de la psiquiatría. Apuntes para una crítica de la psiquiatría y la "salud mental"*, Alberto Fernández Liria (2ª ed.)
82. *Metáforas de la no-dualidad. Señales para ver lo que somos*, E. Martínez (2ª ed.)
83. *Koan inspirados en San Juan de la Cruz. Luces de occidente para iluminar el camino*, Pedro Vidal López
84. *Mujeres que aman. Susurros feministas sobre el amor y el desamor*, R. M. Belda
85. *El evangelio marginado*, José María Castillo (3ª ed.)
86. *Morir hoy. La muerte desterrada*, Víctor Manuel Cabanillas Gutiérrez
87. *Elige la vida. Una lectura existencial de la Biblia*, Montse de Paz
88. *Peregrinar a Jesús. Dios, Jesús y la Salud*, José C. Bermejo y Ariel Álvarez
89. *Psicopatología y psicoterapia de las experiencias transpersonales*, A. Gimeno-Bayón
90. *En el principio era la vida. Comentario al evangelio de Juan*, E. Martínez Lozano
91. *Dar-se-nos. Aproximarse al sentido de la propia vida permite acceder a la comunión con el otro y con el Otro*, Enrique y Mercedes Montalt Alcayde
92. *El milagro de vivir despierto. Ser nadie, cumbre de la madurez*, Rafa Redondo
93. *Felicidad tóxica. El lado oscuro del pensamiento postivo*, Rafael Pardo (2ª ed.)
94. *Duelo digital y coranavirus*, José Carlos Bermejo
95. *Encuentros con el silencio*, Julio Zarco Rodríguez
96. *Metáforas para la consciencia*, Pepa Horno - Ilustraciones Zaida Escobar (2ª ed.)
97. *Dar gracias. Oraciones para humanizar la cotidianeidad*, José Carlos Bermejo

98. *Humanizar. Humanismo en la asistencia sanitaria,* José Carlos Bermejo, María Pilar Martínez, Marta Villacieros
99. *El mundo en que vivimos. La conciencia y el camino del alma,* Wilfried Nelles
100. *Humanizar la soledad. Comprenderla y acompañarla,* Consuelo Santamaría, José Carlos Bermejo (2ª ed.)
101. *Un camino sin atajos. Duelo por el suicidio de un ser querido,* Alejandro Rocamora Bonilla (Dir.)
102. *El sanador herido. Humanizar las relaciones de ayuda,* José Carlos Bermejo
103. *Profundidad humana, fraternidad universal. La espiritualidad no-dual,* Enrique Martínez Lozano
104. *El ser humano, un ser espiritual,* Javier Urra (3ª ed.)
105. *La vida de Jesús y sus enseñanzas,* Manuel Segura
106. *Mindfulness para cristianos,* Rafael Pardo
107. *Oraciones para humanizar cada día,* José Carlos Bermejo
108. *El arte de mirar y escuchar desde el Corazón,* José María Toro
109. *Gratitud,* Rafael Redondo
110. *Escucha y consuelo. La palabra que sana,* José Carlos Bermejo
111. *Declive de la religión y futuro del evangelio,* José María Castillo (2ª ed.)
112. *Motivación y salud,* José Carlos Bermejo
113. *Pérdidas y comprensión ¿Cómo vivir los duelos?,* E. Martínez Lozano (2ª ed.)
114. *En tus manos encomiendo mi espíritu. Tu cayado me acompaña,* Rafa Redondo
115. *Mujeres sacerdotes, ¿cuándo? Diálogos en torno al sacerdocio de las mujeres,* Mª José Arana (2ª ed.)
116. *La vida íntima,* Javier Urra
117. *Cuando muere la persona amada,* Enrique Martínez Lozano
118. *Un resplandor inesperado. Relatos de transformación espiritual basados en hechos reales,* Ricardo Fernández Aguilà
119. *Acoger al niño o niña interior. Reconectar con el propio valor y la propia bondad,* Enrique Martínez Lozano (2ª ed.)
120. *Profesionales compasivos. La aceptación incondicional en las relaciones de ayuda,* Ana Martínez-Cuevas, José Carlos Bermejo y Pilar Barreto Martín
121. *Meister Eckhart. El libro del consuelo y conforte Divino,* José Carte
122. *La presencia del Jesús interior,* Rafa Redondo
123. *Duelo e inteligencia artificial,* José Carlos Bermejo
124. *Supervisión y counselling. Una aproximación desde la práctica,* José Carlos Bermejo y Rosa María Belda
125. *Vivir sin culpa. Reconocer la inocencia, descansar en la confianza,* Enrique Martínez Lozano (2ª ed.)
126. *¿Cómo somos realmente? Experimentos psicológicos,* Javier Urra
127. *El principio de humanización: Curar y cuidar,* José Carlos Bermejo